JACQUES DE BÉTHENCOURT

NOUVEAU
CARÊME DE PÉNITENCE

ET

PURGATOIRE D'EXPIATION

A L'USAGE DES MALADES AFFECTÉS

DU MAL FRANÇAIS OU MAL VÉNÉRIEN

Ouvrage suivi d'un *Dialogue*,
où le mercure et le gaïac exposent leurs vertus et leurs prétentions rivales
à la guérison de ladite maladie.

1527

—

Traduction et Commentaires

PAR

ALFRED FOURNIER
Professeur agrégé de la Faculté de Paris,
Médecin des hôpitaux.

—

A PARIS

CHEZ VICTOR MASSON ET FILS
PLACE DE L'ÉCOLE DE MÉDECINE

—

1871

NOUVEAU

CARÊME DE PÉNITENCE

ET

PURGATOIRE D'EXPIATION

JACQUES DE BÉTHENCOURT

NOUVEAU
CARÊME DE PÉNITENCE

ET

PURGATOIRE D'EXPIATION

A L'USAGE DES MALADES AFFECTÉS

DU MAL FRANÇAIS OU MAL VÉNÉRIEN

Ouvrage suivi d'un *Dialogue*,
où le mercure et le gaïac exposent leurs vertus et leurs prétentions rivales
à la guérison de ladite maladie.

1527

—

Traduction et Commentaires

PAR

ALFRED FOURNIER

Professeur agrégé de la Faculté de Paris,
Médecin des hôpitaux.

—

A PARIS

CHEZ VICTOR MASSON ET FILS

PLACE DE L'ÉCOLE DE MÉDECINE

—

1871

INTRODUCTION

Il serait difficile de ne pas considérer comme une curiosité de bibliographie médicale le premier livre publié en France sur le Mal français.

Ce livre, le voici. C'est le Nouveau Carême de pénitence, *de Jacques de Béthencourt, imprimé à Paris en* 1527.

Titre étrange, livre non moins original.

A plusieurs titres j'ai cru que cet opuscule méritait de prendre place dans la Collection des anciens syphiliographes, *dont j'ai inauguré la publication il y a quelques mois par la traduction du célèbre poëme de Fracastor. Il contient, en effet, des documents de divers genres qui ne seront pas consultés sans intérêt par les amateurs de syphiliographie : renseignements historiques sur* *l'origine et la propagation de la maladie qu'on appelait au XVIe siècle le Mal de Naples ou le Mal français; — exposé clinique assez étendu des principaux symptômes qui caractérisaient ce mal à cette époque; — aperçus doctrinaux (quelques-uns même très-remarquables) sur l'ensemble de la maladie, sur son évolution, sur sa physionomie différente à ses différentes périodes, sur le caractère variable de ses accidents, voire même de sa contagiosité, suivant ses phases successives, etc.; — détails minutieux sur les divers remèdes qui étaient en faveur à cette époque, notamment sur le gaïac et le mercure, etc., etc.: — toutes notions qui peuvent utilement servir et l'histoire de la médecine en général et celle de la syphilis en particulier.*

Donner une reproduction intégrale du livre de ce vieil auteur m'eût été véritablement impossible. Ce livre, en effet, comme la plupart d'ailleurs des productions littéraires ou médicales de cette époque, renferme, en dehors de son sujet essentiel, une foule de digressions d'une inutilité surprenante, un fatras de considérations oiseuses sur des matières de tout genre, des citations innombrables, des gloses à perte de vue, des discussions extravagantes sur toutes choses n'offrant plus d'intérêt actuel. Ce verbiage diffus et prolixe de XVIe siècle serait mal venu près du lecteur de *nos jours. J'ai cru devoir, en conséquence, faire ce qu'on appelle un choix, laisser dans un oubli mérité tout ce qui ne pouvait offrir aucun attrait à notre curiosité médicale, et accorder seulement le bénéfice d'une réimpression aux quelques parties de l'œuvre qui, pour des motifs divers, me paraissaient dignes d'être conservées. Cette sorte de triage, je le sais, n'est peut-être pas d'un goût irréprochable au point de vue de la bibliographie pure, qui eût exigé de moi une reproduction littérale et complète du texte de notre auteur. Mais elle sera prisée, je l'espère, de mes confrères les médecins, — les seuls pour lesquels j'écrive, — qui trouveront dans les quelques pages suivantes ce qu'ils ont intérêt seulement à y chercher, et qui l'y trouveront résumé, condensé, sans avoir à subir l'ennui de fastidieux hors-d'œuvre et d'aussi longues qu'inutiles élucubrations.*

⁂

L'opuscule de J. de Béthencourt forme un petit livre de 120 pages environ. Il est écrit en latin, et en un latin qui m'a paru quelque peu incorrect (autant que je puis en être juge), bien que visant parfois à une certaine élégance. Il porte le titre le moins médical et le plus excentrique qui se puisse imaginer : Nouveau Carême de pénitence et Purgatoire d'expiation, *à l'usage des malades* affectés du Mal français ou Mal vénérien ; ouvrage suivi d'un Dialogue où le Mercure et le Gaïac exposent leurs vertus et leurs prétentions rivales à la guérison de la dite maladie. *Ce titre fantastique répond à cette idée ou à cette série d'idées non moins bizarres que développe notre auteur dans le cours de son livre, à savoir : que le mal vénérien est un résultat de la débauche, une offense à Dieu, un péché de l'âme et du corps ; — que tout péché n'est remis au pécheur et pardonné par Dieu qu'au prix d'une expiation ; — que le Carême sur cette terre ou le Purgatoire dans l'autre monde sont les modes d'expiation offerts au pécheur par la divine Providence ; — qu'en conséquence le mal vénérien ne peut être guéri que par une pénitence semblable, par une mortification de même ordre. Or, cette mortification, notre auteur croit la trouver soit dans la cure du gaïac, soit dans le traitement par le mercure. La cure du gaïac, imposant aux malades un jeûne austère de quarante jours, constitue une sorte de « Carême de pénitence » qui doit être essentiellement profitable à la purification du pécheur vénérien. Et, d'autre part, le traitement par le mercure, qui, avec une abstinence moins sévère, introduit dans le corps un vexatoire ennemi, semble être un « Purgatoire terrestre », éminemment propre à servir d'épreuve expiatoire. — De là le titre étrange donné à ce livre, titre qui demande certes une explication pour être compris.*

Si cet opuscule n'avait à nous offrir que de semblables billevesées, je l'aurais certes laissé dormir en paix du sommeil de l'oubli. Mais, à côté de telles sottises, il renferme certaines parties vraiment remarquables, surtout si l'on ne perd pas de vue qu'il fut écrit au commencement du XVIe siècle, c'est-à-dire à une distance de nous de trois siècles et demi. Il contient surtout, comme je l'ai dit, un ensemble de documents propres à éclairer l'histoire de la syphilis à une époque voisine encore de l'origine de cette maladie. Médecin, ce sont ces documents qui m'ont séduit. Ai-je eu tort de secouer la poussière du temps et de m'essayer à faire revivre ce vieil ouvrage? Le lecteur en jugera; mais je le prie d'en juger seulement après avoir lu les quelques pages qui vont suivre.

Au point vue purement historique, nous avons à relever dans le livre de Béthencourt deux indications dont l'une a bien son prix. C'est d'abord qu'à l'époque où écrivait notre auteur (1527), le Mal français était généralement considéré comme une maladie d'origine toute moderne, toute ré-cente. C'est ensuite que ce mal nouveau s'était déjà, paraît-il, répandu en France avec une effrayante rapidité, puisqu'il y comptait « un nombre infini de victimes », *au point d'y être* « plus fréquent à lui seul que toutes les autres maladies réunies ».

N'insistons que sur la plus importante de ces deux déclarations. En plusieurs passages de son livre, Béthencourt exprime nettement son opinion sur l'origine toute récente de la maladie. « Ce mal, dit-il, se manifesta pour la première fois dans l'armée française, à l'époque où le roi Charles VIII envahit le royaume de Naples. » — *Et ailleurs :* « D'après le dire de certains méde-cins, ce mal aurait existé à une époque antérieure à la nôtre. Cette croyance n'a rien de fondé, elle ne repose sur aucun texte des vieux auteurs. Il est absolument certain que la maladie vénérienne n'a pris naissance parmi nous que depuis une tren-taine d'années environ. »

Le témoignage de Béthencourt vient donc, sur ce point, s'ajouter à celui des écrivains les plus autorisés et les plus érudits de la même époque. Il confirme ce grand fait, trop négligé ou trop ignoré de nos jours, que l'explosion de la syphilis au XVe siècle fut pour le public médical du temps une véritable surprise, tant ce mal était inconnu, tant il différait de toutes les maladies décrites et étudiées jusqu'alors, tant il présentait, en un mot, les caractères d'une affection nouvelle.

⁂

Plus curieux et plus importants pour nous sont les documents cliniques que nous offre l'œuvre de Béthencourt.

Une première et essentielle remarque, c'est qu'à l'époque où écrivait notre auteur, on était loin de se faire illusion sur la nature et les causes du Mal français. Si l'on avait pu croire, dans les premières années de son apparition, qu'il était le résultat d'une altération spontanée des humeurs, d'un influx céleste, de maléfices sidéraux, d'intempéries atmosphériques, etc., on était, paraît-il, complétement désabusé sur la valeur d'une telle étiologie dès les premières années du XVIe siècle. On ne doutait plus alors que ce mal ne fût le dérivé d'une contagion spéciale, s'exerçant surtout et presque exclusivement dans les rapports sexuels. Ce mal, en un mot, était déjà considéré à cette époque comme il l'est aujourd'hui, c'est-à-dire comme une affection presque essentiellement vénérienne. C'est ce dont témoignent aussi péremptoirement que possible plusieurs passages très-explicites du livre qu'on va lire. « Nous autres médecins, dit Béthencourt, nous ne doutons pas que cette maladie ne soit un résultat de la débauche... Nous croyons que c'est un mal d'essence vénérienne... » Dans un autre chapitre, il dit de même : « *Comme les maladies doivent être dénommées d'après leurs causes, le mal actuel, à mon sens, mériterait d'être appelé le* Mal vénérien. » *Il semble même résulter d'un autre passage que le caractère vénérien de la maladie était connu et apprécié non pas seulement des hommes de l'art, mais du public en général, c'est-à-dire de tout le monde. Qu'on en juge. « Il est d'usage, dit notre auteur dans sa préface, que tout écrivain place son œuvre sous les auspices de quelque nom illustre, de quelque personnage considérable. Sans offenser personne, je crois pouvoir ne pas sacrifier à cette vieille coutume. Car celui qui accepterait le patronage* comprometttant *de mon opuscule* encourrait par cela seul un trop fâcheux soupçon. »

*Le Mal français est donc considéré par Béthencourt comme une affection d'*origine vénérienne et de nature contagieuse. *Ce n'est pas tout. Bien que pour lui ce mal dérive le plus habituellement, presque toujours même, du commerce vénérien, il peut aussi reconnaître comme cause* « tout contact, *quel qu'il soit,* même un contact pudique et chaste. *C'est ainsi, par exemple, que les nourrissons sont infectés par leurs nourrices. On a cité de même l'exemple de personnes d'une vertu et* d'une dévotion éprouvées qui contractèrent la contagion en allant visiter par charité des malades ou des indigents. »

Dans un autre chapitre, Béthencourt signale encore l'hérédité possible du mal vénérien. « C'est un mal, dit-il, que les enfants peuvent présenter comme un héritage de leurs ascendants. »

Cette étiologie n'est-elle pas remarquable, surtout pour l'époque où elle était écrite? Aux détails près, aurions-nous même aujourd'hui quelque amendement à lui faire subir?

Il y a plus, — et nous entrons avec ceci dans le domaine de la clinique, — Béthencourt précise d'une façon très-formelle que les premiers phénomènes qui succèdent à la contagion vénérienne se manifestent toujours au lieu même où cette contagion s'est exercée. « Si la contagion, dit-il, résulte du commerce vénérien (ce qui est le cas de beaucoup le plus habituel), les premiers symptômes de la maladie apparaissent toujours sur les organes génitaux, où se produisent des ulcères virulents et sanieux... Si la maladie a été contractée d'une autre façon, indépendamment, par exemple, de tout rapport vénérien, des ulcères semblables se manifestent sur les parties qui ont *été exposées à la contagion. C'est ainsi qu'on les voit se développer sur la bouche des nourrissons qui ont été infectés par leurs nourrices, etc... » —Ainsi se trouvait édictée et formulée dès le XVIe siècle cette grande loi de syphiliographie qui établit un rapport constant et nécessaire entre le siége de la contagion et celui des premiers phénomènes apparents de la maladie. Or on sait si cette loi a toujours été acceptée sans conteste, et si elle a manqué d'opposants, même dans notre siècle.*

Poursuivant notre analyse d'après l'ordre chronologique observé par la maladie, nous rencontrons immédiatement une autre remarque non moins judicieuse. Notre auteur établit une distinction très nette entre les premiers accidents de la maladie, résultats immédiats de la contagion, et les manifestations consécutives dérivant d'une sorte d'infection humorale. Ainsi, dans un passage, après avoir parlé des « premiers ulcères qui succèdent à la contagion », il énumère les différents symptômes qui caractérisent ensuite le mal vénérien, tels qu'éruptions cutanées de formes diverses, douleurs, ulcérations, tumeurs, etc., et il spécifie très-catégoriquement que ces derniers phénomènes ne se produisent qu'à la suite des premiers, ultérieurement, consécutivement. Ailleurs encore, essayant de donner une définition de la maladie, il ajoute : « Le mal vénérien est une diathèse..., se révélant à son début par des ulcères qui se produisent soit sur les organes génitaux, soit sur les parties où la contagion s'est exercée, altérant ensuite les humeurs..., et se caractérisant alors par des éruptions, des tumeurs, des ulcères et des douleurs. »

Il va même plus loin, et, parmi les accidents consécutifs, il en distingue certains qui se produisent à courte échéance après les « premiers ulcères de contagion » (tels que les éruptions et les douleurs), et certains autres qui ne se manifestent qu'après un temps assez long, « lorsque la maladie est déjà ancienne, lorsqu'elle a vieilli ». Au nombre de ces derniers il signale les lésions osseuses, les ulcérations profondes et destructives, les « irritations » du foie, l'affaissement du nez, les corrosions des fosses nasales et du larynx, l'œdème, les phénomènes de consomption et de cachexie, etc... Nous nous servons d'autres termes aujourd'hui, nous médecins du XIXe siècle; nous distribuons les accidents de la maladie en une série de périodes que nous appelons primitive, secondaire et tertiaire; mais, à la précision du langage près, disons-nous autre chose que ce qu'à trois siècles et demi de date disait ce vieil auteur?

Béthencourt, nous n'en pouvons douter, avait encore très-finement et très-judicieusement remarqué les modifications d'aspect que subit la maladie dans ses phases successives. Il dit dans un chapitre : « Plus le mal, dans son évolution, s'éloigne de son origine, plus il prend une physionomie différente de celle qu'il affectait à son début. » Et ailleurs : « Bien que les accidents qui se manifestent à une époque avancée du mal n'aient plus, si je puis ainsi parler, la physionomie vénérienne..., ils n'en reconnaissent pas moins pour cause et pour origine première le vice vénérien. »

Dans cet ordre d'idées, qui témoigne d'une observation clinique très-sagace, et, je puis dire, très-élevée, il va même jusqu'à soupçonner que les modifications qui s'opèrent dans la maladie par le fait de son évolution progressive peuvent atténuer le principe contagieux du mal. « ... Les accidents, dit-il, qui se produisent à une période avancée, semblent dépourvus de tout pouvoir contagieux .. Nous savons par expérience que des malades affectés de ces derniers accidents ont pu avoir rapport avec des sujets sains sans leur communiquer le moindre symptôme vénérien. »

Je demande au lecteur le plus impartial et le moins prévenu en faveur des anciens si ces aperçus divers sur l'évolution générale de la maladie, sur ses modifications d'allure à ses diverses périodes, sur l'atténuation progressive de son pouvoir contagieux, ne semblent pas écrits de nos jours, et s'ils feraient tache ou même anachronisme dans un traité moderne de syphiliographie.

Donc, ce qu'on pourrait appeler sans trop de prétention, je pense, la doctrine de Béthencourt, se résume en ceci :

I. Le Mal français est un mal nouveau; inconnu des anciens, il n'a paru en Europe que vers la fin du XVe siècle.

II. C'est un mal contagieux, s'entretenant et se propageant par le fait d'une contagion. Il peut se transmettre par tout contact, mais son mode de transmission de beaucoup le plus commun est le commerce sexuel. C'est donc presque exclusivement un mal d'origine vénérienne; et, à ce titre, la dénomination de Mal vénérien est celle qui lui convient le mieux.

III. C'est un mal transmissible de génération en génération par voie d'hérédité.

IV. C'est un mal à symptômes multiples et divers, évoluant suivant un certain ordre chronologique. De ces symptômes, les uns, primitifs, suivent de près l'acte contagieux, et consistent en ulcères qui se manifestent au lieu même où s'est *exercée la contagion. Les autres,* subséquents, *consistent en éruptions, douleurs, ulcérations, tumeurs, etc.; et ceux-ci, susceptibles d'affecter tous les tissus, tous les systèmes, témoignent, par leur généralisation, d'un vice humoral* diathésique, *répandu dans tout l'organisme.*

Bien que donnant à la maladie une allure et une physionomie très-variées, toutes ces manifestations, quelles qu'elles soient, ne reconnaissent pas moins pour origine une cause unique, *le vice vénérien.*

V. Enfin, il est à penser que la maladie, en vieillissant, perd son pouvoir de transmissibilité contagieuse.

Les considérations qui précèdent sont de nature, certes, à donner une haute idée de l'œuvre de Béthencourt. Malheureusement, en critique impartial, je dois reconnaître qu'elles constituent la partie la plus remarquable de cette œuvre. Nous venons, si je puis ainsi dire, d'écrémer ce petit livre. Ce qui nous en reste à analyser n'est plus au niveau des parties vraiment supérieures que nous avons parcourues. Çà et là, toutefois, nous aurons encore quelque bon grain à glaner et, chemin faisant, quelques remarques intéressantes à recueillir.

Ↄ+ↄ

Des manifestations aussi multiples que diverses

qui composent la symptomatologie de la syphilis,
un certain nombre se trouvent signalées dans l'ouvrage de Béthencourt; et ce nombre est plus considérable qu'on ne serait tenté de le croire, eu
égard d'abord à l'époque où écrivait ce vieil
auteur, eu égard ensuite et surtout à la liaison
souvent délicate et difficilement appréciable de
certaines déterminations du Mal français avec
la cause originelle dont elles dérivent.

Nous trouvons mentionnés tout d'abord par
Béthencourt les symptômes les plus essentiels de
la maladie, ceux qui, suivant de près la contagion
ou lui succédant à assez court intervalle, ne pou-
vaient être méconnus dans leur nature, comme
aussi ceux que leur caractère de lésions appa-
rentes, visibles ou tangibles, rendait facilemen-
saisissables. Citons, comme tels : les ulcères pri[t]
mitifs des organes génitaux, résultats immédiats
de la contamination vénérienne; — les éruptions,
désignées à cette époque sous le nom générique de
pustules (pustulæ), variables d'aspect, de colora
tion, d'étendue, de durée, etc.; — les douleurs,
remarquables à double titre, par leur intensité et
par leurs exacerbations nocturnes; douleurs susceptibles de localisations diverses, occupant tantôt
les masses charnues, le parenchyme musculaire
(myosalgies), tantôt les troncs nerveux (névralgies), etc.; — des ulcérations superficielles et

légères des muqueuses (muqueuses de la bouche, du palais, de la luette, de la gorge, voire même du larynx); — des ulcérations plus creuses et plus graves, de mauvais aspect, dites cacoëthes, susceptibles de s'étendre parfois et de dégénérer en estiomènes, pour labourer et détruire des organes importants, tels que le nez, les fosses nasales, le larynx, le pharynx, la verge même tout entière, etc.; — des tumeurs plus ou moins volumineuses, indolentes, dépourvues de tout caractère inflammatoire, mais non moins disposées à se ramollir, à se convertir en abcès, puis à s'ouvrir, et finalement à dégénérer en ulcères rebelles et malins (nous reconnaissons là ce que nous appelons aujourd'hui les tubercules ou les gommes syphilitiques); — des lésions osseuses, imputables à la carie ou à la nécrose, et exigeant, pour guérir, l'emploi de la rugine, etc., etc.

Mais ce qui est plus fait pour nous surprendre, c'est de rencontrer dans ce petit opuscule une mention, même incomplète, de certains accidents viscéraux de la syphilis. Béthencourt exprime d'une façon très-positive l'opinion que le mal vénérien, parvenu à une époque assez avancée de son développement, peut s'attaquer aux organes intérieurs, aux parenchymes, aux viscères. Il indique même d'une façon assez juste quels sont ceux de ces organes qui sont le plus souvent ou le

plus rarement affectés. « Il est rare, dit-il, que
le mal affecte les cartilages, les tendons et les
ligaments. Fréquemment, au contraire, il s'attaque aux nerfs et aux parties membraneuses,
plus fréquemment encore à la trame charnue des
muscles... Certains parenchymes, tels que la rate,
les reins, les poumons, la trame graisseuse, n'ont
que très-peu d'affinité avec ce mal, qui les épargne
le plus communément... Le cœur n'est que rarement atteint, ou ne l'est que dans les derniers
temps de la maladie... Le foie, au contraire, est,
après le cerveau toutefois, le viscère le plus fréquemment affecté, parce qu'il est de nature humide et parenchymateuse... Il devient alors squirrheux (ce qui signifie pour notre auteur : dur,
fibreux, lardacé. — Soit dit incidemment, on
voit par ce passage que la cirrhose syphilitique
a été connue et mentionnée de longue date)... On
a observé encore des corrosions et des destructions
du larynx, des ulcérations de la trachée et des
poumons... Enfin, en certains cas, il se produit de
l'œdème, des phénomènes de consomption progressive, ou d'autres affections qui épuisent insensiblement les forces et aboutissent au marasme... »
A ce dernier trait nous reconnaissons le redoutable état que nous appelons aujourd'hui cachexie
syphilitique, cachexie qui, devenue rare de nos
jours, devait être assez fréquente à une époque
où la maladie était traitée par un régime des

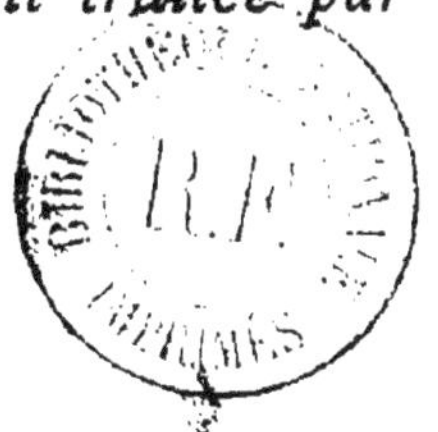

*plus austères et une hygiène des plus débili-
tantes.*

*Telle est la symptomatologie que Béthencourt
attribue au mal vénérien.*

*Mais on se tromperait fort si l'on croyait trou-
ver décrits dans notre auteur les divers symptômes
qui précèdent. Ces symptômes ne sont qu'indiqués
par lui, énumérés, dénommés. De description,
point ; d'exposé clinique, même sommaire, il n'en
est pas question. Tout se borne à une simple mention, dépourvue le plus souvent du moindre détail, du plus léger développement. Ainsi, du reste,
était l'usage, ainsi procédaient les pathologistes
du XVIe siècle. La médecine galéniste se préoc-
cupait peu d'analyser et de décrire un symptôme,
une lésion. Elle avait des visées plus hautes et des
aspirations bien autrement ambitieuses Elle ne
prétendait à rien moins qu'à pénétrer l'essence de
toutes choses et à fournir l'interprétation humorale de tous les phénomènes Se trouvait elle en
face d'un ulcère ou d'une éruption, par exemple,
elle ne prenait aucun souci de déterminer les
caractères physiques et objectifs de cette éruption
ou de cet ulcère ; mais elle s'efforçait, en revanche,
d'en spécifier la nature intime, d'en rechercher la
cause humorale, et d'en rattacher la production à
quelque vice imaginaire de la pituite, de la bile,*

de l'atrabile ou du sang. Elle raisonnait, en un mot, sur les phénomènes morbides bien plutôt qu'elle ne les observait; elle philosophait, elle argutiait, plutôt qu'elle ne faisait de la clinique. Ce travers de son siècle, il nous faut reconnaître que Béthencourt l'a partagé largement. Médecin galéniste, ultra-galéniste même, il subit jusqu'à l'exagération les errements de ses contemporains. Il s'occupa moins d'observer et d'analyser les symptômes du mal français que d'en rechercher les causes dans quelque altération hypothétique des humeurs. Aussi la clinique cède-t-elle le pas, dans son ouvrage, aux élucubrations d'un humorisme désordonné; et, s'il fallait résumer en un mot l'impression que m'a laissée la lecture de ce petit livre, je dirais qu'il constitue moins un traité sur le mal vénérien qu'un commentaire sur les altérations humorales de cette maladie.

Lorsque, toutefois, notre auteur se dégage de ses préoccupations favorites, il redevient un clinicien sérieux. Il embrasse alors son sujet d'un coup d'œil très-sûr, et émet des jugements, des aperçus, qui témoignent d'une sagacité médicale peu commune. N'est-il pas remarquable, par exemple, de l'entendre affirmer le caractère chronique et diathésique du mal vénérien? N'est-il pas remarquable qu'il ait compris et signalé l'allure essentiellement polymorphe de ce mal? « Il n'est pas

d'affection, dit-il, qui comporte une telle multi-
plicité de symptômes. C'est une maladie composée
de plusieurs maladies. » *N'est-il pas surprenant*
encore qu'il ait saisi cette faculté singulière du
mal, « *de rester en possession de l'organisme sans*
se manifester par aucun accident, puis de se ré-
véler à nouveau, après de longues années, par
l'explosion de phénomènes inattendus »? *Et ainsi*
d'autres remarques que je passe sous silence.
Tout cela ne prouve-t-il pas que Béthencourt eût
été un observateur distingué.... s'il eût observé
ses malades? Telle n'était pas malheureusement
la direction de son esprit, et telles n'étaient pas
davantage les tendances scientifiques de son siè-
cle. Notre auteur fut l'homme de son époque;
comme ses contemporains, il ne fit que raisonner
sur la pathologie, sans daigner s'astreindre à la
simple et rigoureuse analyse des phénomènes ; il
se complut à argutier sur les vieux textes d'Hip-
pocrate, d'Aristote et de Galien ; il mit au service
de discussions oiseuses et de rêveries doctrinales
un incontestable talent. Bref, ce fut un dialecticien
en médecine plutôt qu'un médecin.

ᴏᴋᴄ

La partie thérapeutique est celle qui tient la
plus large place dans l'opuscule de Béthencourt.

C'en est aussi la plus originale (je pourrais dire la plus étrange), comme fond et comme forme.

On connaît déjà la doctrine singulière de notre auteur. Pour lui, le mal vénérien est un mal à part, différant de toutes les autres maladies à deux titres : en ce que, d'abord, il n'est pas susceptible d'une résolution spontanée; en ce qu'ensuite il exige pour guérir « une médication spéciale, faisant office de châtiment ou de purgatoire pour l'âme et pour le corps ». Or, cette mortification expiatoire, Béthencourt croit la trouver soit dans « la cure du gaïac, qui impose aux malades, pour une durée de trente à quarante jours, une abstinence des plus rigides, sorte de carême de pénitence, soit dans le traitement par le mercure, qui, tout en comportant un jeûne moins sévère, ne laisse pas de molester utilement le pécheur en introduisant dans son corps « une substance ennemie de la nature humaine ».

De ces deux traitements, auquel donner la préférence? Béthencourt établit sur ce point une longue discussion. Pour donner sans doute plus de piquant au débat, il présente la question sous forme d'un dialogue où le mercure et le gaïac viennent figurer comme interlocuteurs. Dans ce tournoi quelque peu grotesque, les deux adversaires exposent tour à tour leurs vertus, leurs *effets thérapeutiques, le secret de leur puissance, leur action sur les diverses humeurs de l'économie, leurs succès merveilleux dans la cure du mal français, etc. Puis, après avoir échangé d'aigres récriminations, voire même quelques apostrophes injurieuses, ils en appellent d'un commun accord au jugement d'un arbitre impartial. Apparaît alors l'auteur pour partager le différend et décerner la palme. Dans un épilogue assez embarrassé, il s'efforce d'abord de ménager les deux rivaux ; il reconnaît à l'un et à l'autre d'incontestables vertus et des succès éclatants ; puis, après beaucoup de circonlocutions, il finit par se décider en faveur du mercure, non sans légitimer sa sentence par une série solennelle de Considérants motivés.*

Tout cela, certes, n'offrirait pour nous aujourd'hui qu'un intérêt des plus médiocres, si nous ne trouvions au milieu de ce verbiage quelques indications curieuses à recueillir. Ces indications sont surtout relatives aux méthodes thérapeutiques qui étaient en faveur au seizième siècle, au traitement complexe et singulier qu'on appelait la cure du gaïac, à l'emploi du mercure sous forme de frictions, au régime et à l'hygiène qu'on associait à ces remèdes, à la triste condition des malheureux syphilitiques de cette époque, condamnés au triple supplice de la prison, de la faim

*et des sueurs forcées, etc., etc... L'histoire de la
syphilis trouvera là, sans nul doute, un ensemble
de documents dont elle pourra faire un utile profit.*

OⵀC

*Telle est l'œuvre de Béthencourt, dont je livre
aujourd'hui une traduction sommaire au public.*

*Le seul fait de l'avoir traduite et commentée
montre assez que je la tiens en estime. Mais je
suis loin de m'en exagérer le mérite, plus loin encore de vouloir le surfaire aux yeux de mes lec-
teurs. J'en reconnais le premier les défauts, les
erreurs, les lacunes; et les quelques critiques
qui précèdent témoigneront, je l'espère, de mon
impartialité.*

*J'ignore l'accueil qui attend ce petit livre
parmi mes confrères. Toutefois il me semble
impossible qu'on ne tienne pas compte à son
auteur de certains chapitres marqués au coin
d'une observation sagace et élevée, tels que ceux,
par exemple, où Béthencourt formule d'une façon
si judicieuse la nature vénérienne du mal français, où il énumère les symptômes multiples de
ce mal, où il affirme le caractère chronique et
diathésique de la maladie, son allure polymorphe
et sa physionomie variable suivant ses périodes,
la hiérarchie chronologique de ses manifestations,*

ses formes spécialement viscérales à une époque avancée de son développement, ses récidives à longue portée, sa faculté mystérieuse de rester en possession latente de l'organisme pendant de longues années, etc., etc. Tout cela, certes, n'est pas sorti d'une plume vulgaire ; et tout cela, joint du reste à d'autres documents historiques et cliniques, est bien fait, ce me semble, pour éveiller l'attention des syphiliographes. Ainsi l'ai-je jugé pour ma part. Me suis-je trompé ? Le public appréciera.

Pour moi, n'aurais-je réussi, par la reproduction de cet opuscule inconnu, qu'à sauver d'un oubli immérité le non d'un vieux pionnier de la science, j'estimerais mon labeur utile et portant avec lui sa récompense.

A. F.

Juillet 1871.

NOUVEAU

CARÊME DE PÉNITENCE

ET

PURGATOIRE D'EXPIATION

A L'USAGE DES MALADES AFFECTÉS DU MAL FRANÇAIS
OU MAL VÉNÉRIEN.

AVANT-PROPOS.

JACQUES DE BÉTHENCOURT, MÉDECIN, A SON
LECTEUR, SALUT.

« Un mal nouveau, dit Pline, met toujours en
défaut la science du médecin. » Cette maxime
n'est que trop vraie, et ce ne sont pas les médecins de nos jours qui auraient le droit de la con-
tredire ; car nous en sommes encore aujourd'hui à
chercher une méthode de traitement que nous
puissions opposer avec succès aux ravages de la
maladie nouvelle dite le *mal de Naples.*

... Cette impuissance de la médecine actuelle

tient à plusieurs causes. D'une part, les médecins de l'antiquité, notamment Hippocrate et Galien, ne nous ont rien légué dans leurs écrits qui ait trait à ce mal, à ses causes, à ses symptômes, à son essence. D'autre part, on néglige de nos jours les préceptes de ces grands maîtres, on oublie leurs doctrines. Et comment, sans les préceptes et les doctrines de ces pontifes de l'art, pourrait-on avoir raison jamais d'une telle maladie?... Aussi qu'est-il arrivé? C'est que, l'impéritie des médecins étant devenue manifeste, ce sont aujourd'hui des empiriques et des charlatans de tout genre, voire même des femmes, qui usurpent notre ministère et nous supplantent dans nos fonctions[1]. C'est encore que la discorde s'est

1. L'apparition d'une maladie nouvelle, que les médecins eux-mêmes déclaraient ne pas connaître et qu'ils étaient impuissants à guérir, ouvrait le champ libre à la spéculation et au charlatanisme. Tous les empiriques, tous les exploiteurs du jour, s'empressèrent à la curée. Il paraît qu'à aucune époque on ne vit surgir un plus grand nombre de guérisseurs improvisés. Ce détail, qui a bien son importance, comme je le montrerai plus loin, est attesté par tous les écrivains du temps. Gaspard Torrella, pour n'en citer qu'un seul, nous apprend qu'à son époque le traitement du mal français était tombé entre les mains de charlatans de toute espèce : « Les médecins instruits, dit-il, évitaient de traiter ce mal, avouant eux-mêmes qu'ils n'y connaissaient rien. De sorte que les malades ne s'adressaient plus qu'aux empiriques. » Des guérisseurs de tout genre, « gens de la pire espèce, marchands de drogues, vagabonds, bateleurs, saltimbanques, maraudeurs, etc. », s'emparèrent alors de la crédulité publique et débitèrent « jusque dans les carrefours » les remèdes de leur invention. Des femmes même, paraît-il, courtisanes, entre-

mise dans notre camp, et que parmi nous les uns prônent le gaïac comme un remède sans égal, les autres exaltent avec non moins d'emphase la cure du vif-argent...

Dans de telles conditions, j'ai pensé qu'il ne serait pas sans utilité de rappeler les médecins de mon temps au respect des immortelles doctrines d'Hippocrate et de Galien... J'ai pensé aussi qu'il serait à propos d'examiner et de discuter les deux méthodes thérapeutiques rivales qui se partagent aujourd'hui la faveur publique... Mon but est de

metteuses et autres, se mirent de la partie. Ce fut à qui trouverait une recette nouvelle, imaginerait quelque panacée extraordinaire. Tous les agents de la matière médicale furent mis à contribution, et il est curieux de lire dans les écrits du temps tout ce que cet empirisme aveugle inventa d'insanités.

Or — et c'est là le point où je voulais en venir — quelle influence dut exercer sur la maladie cette thérapeutique « de carrefours »? N'est-il pas vraisemblable que, tombée aux mains des empiriques et tourmentée par les médications les plus déraisonnables, la syphilis dut alors subir une exaspération artificielle, et revêtir, *par le fait même du traitement*, une malignité particulière? C'est, en effet, ce qui se produisit. De l'aveu de tous les auteurs, le mal français fut très-violent, très-redoutable, à son origine. Plus tard, au contraire, paraît-il, « il se mitigea, s'adoucit », grâce sans doute à une thérapeutique plus sage et mieux éclairée. Je ne serais donc pas éloigné d'attribuer, pour une certaine part du moins, la malignité initiale de la syphilis à la *nature des médications* qui lui furent opposées tout d'abord et des *guérisseurs* qui la traitèrent à son début. Et je crois volontiers que le mal français reprendrait de nos jours son intensité originelle, s'il venait à être soumis de nouveau aux pratiques folles des médicastres du XVe siècle.

signaler les erreurs auxquelles nos contemporains se sont laissé entraîner dans le traitement du mal de Naples, et de montrer les utiles lumières qu'ici comme ailleurs nous offre Galien, Galien dont nous ne pourrons jamais assez honorer l'incomparable génie.

... Sans doute on dira de moi que je me fais l'écho de ce grand maître, et que je me borne à reproduire ce qu'il a écrit, sans y rien ajouter de mon propre fonds. A cela ma réponse est prête, et la voici : Je n'ai qu'un but, c'est de détourner mes contemporains des mauvaises voies où ils se sont engagés. Je n'ai qu'une ambition, c'est d'imprimer une direction nouvelle au traitement d'une terrible maladie, plus fréquente à elle seule que toutes les autres réunies[1], plus redoutable également que toutes les autres en raison de l'incroyable multiplicité de ses symptômes.

... Je sais les difficultés du sujet que j'entreprends. Je sais l'origine honteuse de la maladie que je vais décrire, l'obscurité de ses causes, l'incertitude de son traitement. Mais de telles considérations ne sauraient arrêter dans son œuvre un médecin qu'inspire l'esprit de charité et qui écrit

---

1. Que l'on remarque ce passage. A supposer même une certaine exagération de la part de notre auteur, il nous faut croire que la syphilis était déjà, dès 1527, une maladie des plus communes en France. Cependant elle n'y avait pénétré, d'après le dire même de Béthencourt, que depuis une trentaine d'années.

pour le soulagement de l'humanité souffrante...

... Il est d'usage que tout écrivain place son œuvre sous les auspices de quelque grand dignitaire, de quelque nom illustre et considérable. Sans offenser personne, je crois pouvoir ne pas sacrifier à cette vieille coutume; car celui qui accepterait le patronage compromettant de mon livre encourrait, par ce fait seul, de trop fâcheux soupçons [1].

Ami lecteur, salut!

Rouen, 1527.

[1]. Ce passage de notre auteur indique bien que le caractère *vénérien* du mal français n'était pas apprécié seulement des médecins du temps, mais du public en général, de tout le monde, qu'il était, en un mot, de notoriété commune dès cette époque. Sans quoi la réserve de Béthencourt n'aurait pas eu raison d'être et ne s'expliquerait pas.

DU MAL FRANÇAIS

OU MAL VÉNÉRIEN

DÉNOMINATION.

Les maladies sont dénommées tantôt d'après le siége qu'elles affectent, tantôt d'après leurs symptômes, tantôt d'après leurs causes, d'autres fois encore d'après certaines analogies d'aspect, certaines ressemblances physiques, etc... Dans l'espèce, voici ce qui arriva pour le mal dont nous traitons actuellement. Comme il se manifesta pour la première fois dans l'armée française à l'époque où le roi Charles VIII envahit le royaume de Naples[1], les Italiens l'appelèrent *mal*

---

1. On voit par ce passage que Béthencourt se rattache complétement à l'opinion qui assigne à la syphilis une origine toute *moderne* et qui lui donne l'Italie comme

français. Nous, Français, inversement, nous l'appelons *mal de Naples*. Il est encore connu sous les dénominations de *grosse vérole*, d'*éléphantiasis*, de *lichen*, d'*impétigo*, de *mentagra*, de *pudendagra*, et plus communément encore sous celle de *morbus magnatus*… A mon sens, une maladie doit être dénommée d'après sa cause; celle dont nous allons traiter mériterait, en conséquence, d'être appelée *mal vénérien (morbus venereus)*.

On a fait l'injure à quelques saints de leur attribuer cette maladie. De là les dénominations de *mal de saint Sement*, *mal du saint homme Job*, etc… C'est une indignité, c'est une profana·tion, d'imputer à de tels saints un mal honteux qui dérive de passions coupables, et qui a son origine première dans un coït impur… Rejetons donc ces dénominations sacriléges, et, tout bien considéré, donnons à ce mal le nom qui lui convient le mieux, celui de *mal vénérien* [1].

berceau. C'était là, du reste, l'opinion de tous les médecins sérieux de cette époque. C'était là de même ce qu'avaient écrit ou professé tous les médecins d'une époque quelque peu antérieure, lesquels, juges plus compétents encore, avaient été témoins oculaires de l'invasion du mal français et de ses premiers ravages.

1. C'est Béthencourt (on le voit par ce passage) qui appliqua le premier au mal de Naples, au mal français, le nom de *mal vénérien*. Cette dénomination fut consacrée plus tard par le beau livre de Fernel : *De luis venereæ curatione perfectissima*.

CAUSES.

Les théologiens font dériver ce mal d'une cause divine. C'est, disent-ils, un fléau déchaîné sur la terre par la colère de Dieu pour la punition de nos péchés... Moïse dit, en effet, au chapitre 28 du Deutéronome : « Que si vous ne voulez pas écouter la voix du Seigneur votre Dieu , vous serez frappés par l'ulcère d'Egypte, vous serez atteints de fics, de dartres et de gale... »

Les astrologues, de leur côté, rejettent la cause de ce mal sur des influences sidérales, telles que la conjonction de Mars et de Saturne [1]. S'il en était

---

1. Ce fut une opinion très-répandue au XVe et au XVIe siècle que l'apparition première du mal français devait être rapportée à une conjonction néfaste de Mars et de Saturne. Cette opinion s'accrédita d'autant mieux qu'elle trouva disposés à l'accepter et à la propager la plupart des médecins du temps, imbus des préjugés de l'astrologie. « La science médicale de cette époque, en effet, était subjuguée par les grossières erreurs de l'astrologie... Dans les principales universités existaient des chaires *d'astrologie judiciaire !* Au lieu d'éclairer l'opinion publique, les médecins ne faisaient qu'obéir aux croyances populaires, et l'autorité de leur nom servait moins à combattre qu'à répandre ces absurdités... Les hommes les plus éminents se montraient sur ce point aussi faibles, aussi superstitieux, que le peuple. Louis XI, Charles VIII, Louis Sforce, duc de Milan, le pape Paul III, Corvin, roi de Hongrie, etc., favorisaient la pratique de l'astrologie, attachaient à ses

4.

ainsi, je croirais plus volontiers, pour ma part, — autant du moins que j'en puis juger, — qu'une influence néfaste de Vénus a dû présider à l'origine de cette maladie.

... Pour nous, médecins, qui sommes habitués à rattacher toutes les maladies à des causes matérielles, sensibles et organiques, nous ne mettons pas en doute que ce mal ne soit le résultat de la débauche, sans vouloir nier cependant qu'une influence divine ou sidérale ait pu participer à son développement. Nous croyons que c'est un mal d'*essence vénérienne*... Nous inclinons à penser qu'il doit son origine première à un germe pestilentiel provenant du mélange des deux semences, ou de la semence mâle avec les menstrues. Il est possible d'ailleurs que le développement originel de ce germe infectieux ait été favorisé par quelques circonstances particulières, telles que la chaleur, le frottement, le coït dans un moment inopportun, l'orgasme vénérien, le contact d'humeurs impures, la virulence spéciale des menstrues d'une courtisane, etc...

... Une fois développée de la sorte, la maladie

formules, à sa puissance, une foi sans bornes. C'est même au commencement du XVIe siècle que l'astrologie judiciaire, dont les traditions venaient des Arabes, acquit son plus haut développement. » (Potton, *Notes au livre d'Ulrich de Hutten*.)

s'est ensuite propagée par voie de *contagion*... De nos jours personne n'est plus affecté de ce mal que par le fait d'un rapport contagieux [1].

... Ce mal, toutefois, peut être *héréditaire*... Des parents sains engendrent des enfants sains, et des parents malades ne donnent naissance qu'à des enfants malades. Rien d'étonnant, en conséquence, à ce que des enfants puissent recevoir ce mal comme héritage de leurs ascendants.

D'après le dire de certains médecins, ce mal aurait existé à une époque antérieure à la nôtre. Cette opinion n'a rien de fondé, elle n'est nullement confirmée par les écrits des vieux auteurs [2].

1. Remarque très-clinique, très-juste, et très-curieuse aussi historiquement. Elle nous montre que dès cette époque l'observation avait fait justice des vieilles erreurs qui attribuaient à la maladie la possibilité d'un développement spontané, ou la faisaient dériver des causes les plus imaginaires, telles qu'un mauvais régime, l'usage de boissons salées, d'aliments âcres ou acides, l'insolation, l'omission des soins de propreté, les passions tristes, voire même l'influence néfaste de planètes ennemies, etc., etc. Les vrais médecins et le public même savaient à quoi s'en tenir sur la valeur d'une telle étiologie, et ne considéraient plus guère le mal français qu'au titre d'une affection à la fois contagieuse et vénérienne.

2. Aux yeux de quelques-uns de nos contemporains, certains passages des anciens auteurs grecs ou latins démontreraient péremptoirement l'existence de la syphilis

Il est absolument certain que la maladie vénérienne n'a pris naissance parmi nous que *depuis
une trentaine d'années* environ.

⚭

SYMPTÔMES.

... Il n'est douteux pour personne que ce mal
n'ait eu son origine première dans le commerce
sexuel. Il est également certain que, depuis sa
naissance, c'est par le commerce sexuel qu'il se
propage et s'entretient.

Il faut reconnaître toutefois qu'il peut se déve-

dans les siècles passés. Or il est curieux de voir que ces
passages, assurément fort bien connus des médecins du
XVe et du XVIe siècle, n'aient pas eu pour ces derniers la
signification qu'on s'efforce parfois de leur attribuer aujourd'hui. Béthencourt, certes, avait une notion approfondie
des textes de l'antiquité, qu'il cite à chaque minute d'une
façon fastidieuse, qu'il discute, qu'il interprète, qui lui
servent d'oracles et de guides. Il en connaissait et l'ensemble et l'esprit cent fois mieux que le plus savant de
nos bibliophiles actuels. Il affirme cependant avec insis-
tance, dans plusieurs chapitres de son livre, que les auteurs anciens ne contiennent *aucune mention* de la maladie
dont il décrit l'histoire. Avis aux écrivains de nos jours
qui, pour être moins familiers avec la littérature grecque
ou latine, n'en sont que plus affirmatifs dans un sens contraire à l'opinion développée ici par notre auteur.

lopper à la suite d'un *contact pudique et chaste*, en dehors de toute approche vénérienne. Cela s'observe chez les enfants; cela se voit encore, mais bien plus rarement, chez les adultes [1]. Ainsi l'on a cité l'exemple de personnes d'une vertu et d'une dévotion éprouvée qui contractèrent la contagion en allant visiter par charité des malades ou des indigents [2].

Si la contagion résulte du commerce vénérien (ce qui de nos jours est la règle, règle qui souffre bien peu d'exceptions), les premiers phénomènes de la maladie apparaissent toujours sur les organes génitaux, sur la verge ou sur le col de la matrice [3]. Il se produit alors sur ces parties des ulcères virulents et sanieux.

1. Cette double remarque témoigne d'une observation très-exacte et très-précise. Il est certain, d'une part, que la syphilis peut dériver de tout contact, quel qu'il soit, exposant au pus virulent un organisme sain. Il n'est pas moins certain, d'autre part, que, pour les adultes, la contagion dérive le plus habituellement du commerce sexuel, tandis que pour les enfants elle procède de causes toutes différentes.

2. Rigoureusement, cela peut être, et nous pourrions citer des faits de contagion plus extraordinaires encore. Mais, dans les cas auxquels fait allusion notre auteur, comment la contagion s'est-elle exercée? C'est là ce qu'il aurait été intéressant de savoir, et ce qui malheureusement est passé sous silence.

3. Le texte dit : « *Matricis cervici prorumpit.* » Je traduis fidèlement, mais sans m'expliquer pourquoi notre

Si la maladie a été contractée d'une autre façon, indépendamment, par exemple, de tout rapport vénérien, des ulcères semblables se produisent sur les parties qui ont été exposées à la contagion. C'est ainsi qu'on voit se manifester de ces ulcères sur la bouche des nourrissons qui ont été infectés par leurs nourrices [1].

Consécutivement à ces premiers phénomènes [2], il se produit des éruptions (*pustulæ*) sur divers points du corps, sur la tête, par exemple, sur le cou, sur les tempes, sur les épaules et ailleurs encore Des douleurs gravatives se manifestent

auteur choisit, de préférence à la vulve, le col utérin comme siége habituel des accidents qui succèdent à la contagion vénérienne.

1. Les premiers accidents qui résultent de la contagion syphilitique se manifestent toujours *au lieu même où s'es: exercée cette contagion*, en ce lieu, et non ailleurs. Telle est une des lois fondamentales, primordiales, de la syphiliographie contemporaine. Longtemps méconnue et contestée même, cette loi n'a été définitivement établie que dans notre siècle, par les résultáts de l'observation clinique et les données de l'inoculation expérimentale. Or n'est-il pas curieux de la trouver édictée et formulée d'une façon très-précise par un auteur du XVIe siècle? Que disons-nous de plus aujourd'hui que ce qu'écrivait Béthencourt en 1527?

2. On remarquera la ligne de démarcation qu'établit Béthencourt entre les accidents locaux qui sont les résultats de la contagion et les manifestations générales qui leur succèdent. Abordant l'exposé de ces dernières, il a soin de dire qu'elles ne se produisent que *consécutivement*, comme des phénomènes d'une période plus avancée.

soit sur les mêmes points, soit dans les muscles et les nerfs ; de là des troubles divers dans l'exercice de la sensibilité et du mouvement. — Si la maladie se prolonge, l'écoulement des humeurs viciées de la tête détermine la formation de petits ulcères dans la trachée, le pharynx et l'œsophage, comme aussi sur le palais et la luette. — Plus tard encore, c'est le nez qui est affecté, ce sont d'autres organes qui sont compromis, en même temps que des douleurs des plus intenses tourmentent cruellement les malades.

Plus la maladie, dans son évolution, s'éloigne de son origine, plus elle prend une physionomie différente de celle qu'elle affectait à ses débuts[1]... Il n'est pas de maladie, en effet, qui comporte une égale multiplicité de symptômes ; c'est, pour ainsi dire, une maladie composée de plusieurs maladies.

1. Cette vue d'ensemble sur l'évolution générale de la syphilis et sur ses modifications d'aspect, de *physionomie*, à ses diverses périodes, est, à mon sens, extrêmement remarquable. Formulée d'une façon aussi précise, à une époque voisine encore de l'origine de la maladie, elle témoigne certes, de la part de notre auteur, d'un esprit supérieur d'observation. — C'est dans le même sens que M. Ricord a dit de nos jours : « La syphilis est un ruban multicolore qui se déroule, et dont les couleurs varient après un certain nombre de tours, sans que jamais les teintes de l'un de ses bouts rappellent les nuances du bout opposé. »

… Si les premiers ulcères qui succèdent à la contagion se ferment rapidement, cette cicatrisation hâtive, venant à entraver d'une façon inopportune l'évacuation des humeurs viciées, n'excite que plus vivement à se produire les éruptions consécutives. C'est là un phénomène exclusivement propre aux ulcères de cette maladie.

… Les *éruptions* consécutives varient d'aspect suivant des conditions multiples, d'après leur siége, d'après l'abondance et la nature des humeurs viciées, d'après le tempérament, l'âge, le régime, la chaleur, l'état du ciel, etc… Est-ce la bile, par exemple, qui constitue l'humeur prédominante, ces éruptions consistent en boutons quelque peu saillants, arrondis, d'une couleur rouge fauve et d'une évolution assez rapide. Est-ce au contraire le sang, les boutons sont moins acuminés, sans être plats toutefois, et offrent une couleur rougeâtre bien accentuée. Est-ce la pituite (ce qui est le cas le plus commun, surtout dans les premiers temps de la maladie), ils sont plus pâles, plus aplatis et moins résistants. Est-ce enfin l'atrabile (ce qui n'a guère lieu qu'à une période assez avancée), ils sont plus résistants, enchâssés plus profondément dans la peau, et se présentent avec une teinte d'un brun sombre, légèrement reluisante... Ainsi le veulent, du reste, les lois de Galien.

... Lorsque la maladie a atteint une période plus avancée, il se produit parfois sur le crâne, sur le front ou sur le visage, des *tumeurs* plus ou moins volumineuses. Ces tumeurs ne présentent pas à leur surface de coloration morbide des téguments. Elles sont presque absolument indolentes... Elles ne déterminent ni chaleur, ni rougeur locale, ni tension, ni pulsations douloureuses[1]... Il est à remarquer que les tumeurs qui se mani-festent dans cette maladie sont toujours dépour-vues de caractères inflammatoires, ce qui n'est pas étonnant du reste, puisque c'est la pituite, et non le sang, qui préside à leur formation...

... Les éruptions et les tumeurs du mal véné-rien aboutissent le plus habituellement à résolu-

1. Les tumeurs que décrit ici Béthencourt sont évidem-ment ce que nous appelons aujourd'hui des *gommes*. Les gommes syphilitiques, en effet, répondent bien à la carac-téristique que trace ici notre auteur. Elles consistent en des tumeurs « qui sont presque indolentes, qui ne s'ac-compagnent ni de rougeur morbide des téguments, ni de tension locale, ni de pulsations », qui se produisent pour ainsi dire à froid, « dépourvues de tous phénomènes in-flammatoires », et qui cependant aboutissent à former des abcès, lesquels s'ouvrent et « dégénèrent en ulcérations ».

tion... Souvent aussi elles arrivent à constituer des abcès, et ces abcès à leur tour dégénèrent en *ulcérations*... Si ces abcès affectent une durée longue, les parties fibreuses peuvent être lésées et les os eux-mêmes sont compromis... Il se produit alors des *douleurs* excessivement violentes. Ces douleurs se font sentir surtout *la nuit*[1], et cela pour deux raisons : parce que, d'abord, c'est le propre de la pituite d'exciter des douleurs nocturnes ; parce qu'ensuite, comme le dit Galien, l'imagination, n'étant pas distraite la nuit par les objets extérieurs, se concentre sur les parties souffrantes... Ces douleurs varient d'intensité suivant la nature des humeurs qui les provoquent ; elles atteignent leur apogée lorsqu'elles proviennent de la bile... C'est de même lorsque la bile devient prédominante dans l'économie qu'on voit se produire sur les cuisses, sur les bras, sur les mains et ailleurs, des tumeurs dures et douloureuses, tumeurs qui dégénèrent en ulcères *esthiomènes*, lesquels à leur tour dévorent les chairs et corrodent même les os.

... On observe encore, dans le cours de cette

---

1. Le caractère *nocturne* des douleurs syphilitiques avait vivement frappé les médecins du XVe et du XVIe siècle. Presque tous le mentionnent, comme nous le verrons, et cherchent à l'expliquer par les raisons les plus hypothétiques, du genre de celles, par exemple, dont se satisfait ici notre auteur.

maladie, des ulcérations des parties génitales, des ulcères de l'ordre de ceux qu'on appelle *cacoèthes*[1]...,
des douleurs continues dans les masses charnues
des membres inférieurs... La fièvre, en revanche,
est un symptôme qui fait le plus habituellement
défaut[2].

... Parmi les grands viscères, c'est le foie qui,
après le cerveau, est le plus souvent atteint par la
maladie, en raison de sa nature humide et paren-

1. Les ulcères dits ici par notre auteur *esthiomènes* ou
cacoèthes ne sont vraisemblablement que ces ulcérations
rebelles et parfois extensives qui succèdent soit à l'ouver-
ture des gommes, soit à la fonte des tubercules syphilitiques.

2. Il est vrai que la fièvre est un symptôme « qui fait
le plus habituellement défaut dans le mal vénérien. ».
Toutefois il existe une véritable *fièvre syphilitique* qui se
produit en certains cas et que l'on méconnaît le plus souvent, même de nos jours, à force d'entendre répéter que
la syphilis est une affection apyrétique. Cette fièvre syphilitique s'observe surtout chez la femme, comme du reste
la plupart des manifestations nerveuses de la même maladie. Elle revêt des formes diverses. Je lui en ai reconnu
trois principales : 1° *forme d'accès intermittents*, lesquels
se produisent surtout le soir ou la nuit, et rappellent, à
quelques détails près, les accès palustres (c'est la forme
la plus commune); — 2° *forme continue à exacerbations
et à rémissions irrégulières ;* — 3° *forme vague*, consistant
tantôt en des accès intermittents se reproduisant sans aucune fixité, tantôt en des poussées fébriles continues d'une
durée et d'une intensité variables, etc... — J'ai minutieusement décrit ces formes diverses dans mes *Leçons cliniques de l'hôpital de Lourcine*, que je compte livrer
bientôt à la publicité.

chymateuse. Le foie, en effet, n'est qu'un amas de sang coagulé...

Le cœur, au contraire, n'est que très-rarement affecté, ou ne l'est que dans les derniers temps de la maladie, car la nature le protége avec sollicitude comme le principe et le centre des puissances vitales [1].

... Il est excessivement rare que les os soient touchés par le mal à une époque voisine de son début. Leur dureté naturelle leur sert de sauvegarde à ce moment. Mais, plus tard, à une période plus avancée, alors que toutes les humeurs de l'économie sont pénétrées par le poison, ils n'échappent pas à la loi commune [2].

Il est bien plus rare que le mal affecte les carti-

1. Il est incontestable en effet que, de tous les grands viscères, c'est le foie — après le cerveau cependant — qui est le plus fréquemment touché par la syphilis. Quant au cœur, il n'est, comme le dit Béthencourt, que très-rarement atteint par la maladie, et il ne l'est jamais qu'à une période assez avancée de la diathèse. L'assertion de notre auteur est donc juste à tous égards.

2. Il est incontestable également que les lésions importantes du système osseux, telles que exostoses, caries, nécroses, ne se produisent guère qu'à une période plus ou moins avancée de la maladie. Mais ce qui n'est pas moins certain, c'est que, même à une période très-jeune de la diathèse, les os peuvent être affectés et le sont assez fréquemment, du moins dans leurs parties superficielles. Il est très-com-

lages, les ligaments et les tendons[1]. Il s'attaque, au contraire, fréquemment aux nerfs et aux parties membraneuses, plus fréquemment encore à la trame charnue des muscles. De là résulte que les membres sont plus exposés à devenir le siége de douleurs ou de tumeurs vers leurs parties moyennes qu'au niveau de leurs extrémités articulaires.

... Les autres parenchymes, tels que la rate, les reins, les poumons, la trame graisseuse, etc.,

mun, par exemple, d'observer, coïncidemment avec des manifestations secondaires, des lésions diverses du périoste, se traduisant sous forme soit de douleurs fixes et circonscrites, soit de périostites vraies, soit même de périostoses. Ces derniers phénomènes ne sont pas toujours d'observation facile, il est vrai. Ils ont été confondus le plus souvent dans le groupe vague et indigeste des douleurs syphilitiques. J'ai essayé de les en distinguer, et de montrer, dans mes *Leçons cliniques*, que nombre de douleurs secondaires, rapportées arbitrairement soit à de prétendues névralgies, soit à des souffrances articulaires, soit à des lésions de muscles, etc., avaient leur localisation anatomique dans le système osseux et n'étaient que l'expression d'un état morbide du périoste.

1. Ceci est encore d'une observation très-juste. De toutes les parties du corps, ce sont assurément les tendons, les ligaments et surtout les cartilages qui sont le plus rarement affectés par la syphilis. — Dans la période secondaire, toutefois, il se produit, avec un certain degré de fréquence, des lésions encore peu connues des tendons ou du tissu fibreux, lésions sur lesquelles M. le professeur Verneuil et moi avons récemment appelé l'attention. (V. *Gazette hebdomadaire de médecine et de chirurgie*, 1868.)

n'ont que très-peu d'affinité avec ce mal, qui les épargne le plus communément.

.. Enfin, à une époque avancée de la maladie, des accidents plus graves encore que tous les précédents peuvent se manifester, surtout lorsque les malades ont été soumis à de mauvais traitements cu à des médications intempestives. Il se produit alors une sorte d'irritation du *foie,* laquelle détermine une soif inextinguible... D'autres fois, une pituite âcre, s'écoulant du cerveau, corrode et détruit sur son passage les fosses nasales et les organes de la voix[1]. Quelques malades ont vu de la sorte leur nez s'aplatir complétement ; certains même ont été forcés d'avoir recours à un nez postiche ; d'autres ont perdu la verge tout entière... En certains cas encore on observe de l'*œdème,* des *ulcérations pulmonaires,* des phénomènes de *consomption* progressive, et d'autres affections qui épuisent insensiblement les forces de l'organisme et aboutissent au *marasme*[2]... Bien que ces der-

---

1. Allusion évidente à ces lésions complexes qui attaquent à la fois ou consécutivement les parties molles et le squelette des fosses nasales ou du larynx, et qui aboutissent soit à l'affaissement du nez, soit à la perforation de la cloison, soit à la carie des maxillaires, soit, du côté du larynx, à la destruction des cordes vocales, à la perforation de l'épiglotte, à la dénudation et à la nécrose des cartilages, etc...

2. Il est impossible de ne pas reconnaître là les traits

niers accidents n'aient plus, si je puis ainsi dire,
la *physionomie vénérienne*, et semblent dépourvus
de tout pouvoir contagieux, ils n'en reconnaissent
pas moins pour cause et pour origine première le
vice vénérien [1].

..... L'examen des *urines* ne fournit aucun signe
pour le diagnostic de cette maladie. Il en est de
même du *pouls* [2]; et cela se conçoit, car le cœur
n'est que très-rarement affecté par le mal vénérien. Toutefois, en raison de l'affaiblissement du

principaux de ce terrible état complexe, décrit actuellement sous le nom de *cachexie* syphilitique. Cette cachexie, devenue très-rare de nos jours, devait être assez
fréquente à l'époque de notre auteur, alors que la syphilis
était soumise, comme on le verra par ce qui va suivre,
aux plus déplorables traitements, non moins qu'à l'hygiène
la plus débilitante.

1. Les accidents de la syphilis sont tellement multiples
et tellement disparates entre eux, comme forme, comme
allure, comme physionomie, qu'il y avait une difficulté
sérieuse à reconnaître leur parenté, à les rattacher tous
à une cause commune. Aussi est-il très-remarquable, à
mon sens, que Béthencourt ait saisi la spécificité des accidents ultimes dont il est question ici, et en ait affirmé le
caractère vénérien en dépit de « leur physionomie non
vénérienne ».

2. Ce serait une erreur de croire que le pouls n'est pas
influencé par la syphilis. L'exploration sphygmographique
m'a permis, tout au contraire, de reconnaître que cette maladie imprime au pouls des modifications de divers genres.
Et, en vérité, il ne pouvait en être autrement.   Ce n'est
pas ici le lieu d'exposer le résultat de mes recherches à
ce sujet. Je me borne à signaler le fait sans y insister davantage.

malade, le pouls devient quelquefois remarquable par sa fréquence. Cela est conforme à cette loi de Galien qui dit : « La fréquence du pouls est un signe de faiblesse. »

..... « La sueur, dit Galien, trahit la nature des humeurs qui se trouvent en excès dans le corps. » Or, le mal vénérien affectant toute la substance du corps et principalement les parties extérieures, tout porte à croire que sa cause matérielle pourrait être diagnostiquée par les sueurs. Malheureusement il n'est pas de médecin qui veuille sentir, ni moins encore goûter la sueur des vénériens..... Nous manquons donc de renseignements sur ce point. Mais cela est peu regrettable, en somme, car le mal vénérien a bien assez d'autres signes pour être facilement reconnu. Il a même des signes extérieurs assez patents pour n'échapper à personne et exposer les malades à la risée publique.

DÉFINITION.

La symptomatologie du mal vénérien étant connue par ce qui précède, nous pouvons actuellement essayer de définir ce mal de la façon suivante :

Le mal vénérien est une diathèse reconnaissant comme origine le commerce sexuel et la contagion; se révélant à son début par des ulcères qui se produisent soit sur les organes génitaux, soit sur les parties où la contagion s'est exercée; altérant ensuite les humeurs, spécialement la pituite et les sucs séminaux, et se caractérisant alors par des éruptions, des tumeurs, des ulcères et des douleurs[1].

1. Cette définition ne manquera pas d'être remarquée. Aux détails près, elle ne serait pas reniée d'un moderne. Elle renferme, en effet, les éléments principaux d'une caractéristique véritablement médicale de la maladie : nature diathésique de l'affection, origine habituellement vénérienne, transmissibilité par contagion, début par accidents locaux correspondant aux points où cette contagion s'est exercée ; infection humorale consécutive et généralisation des phénomènes morbides; manifestations les plus essentielles ou les plus communes constituant à cette période la symptomatologie du mal vénérien, etc. Formulée de la sorte, à une trentaine d'années environ de l'origine même de la maladie, cette définition atteste de la part de notre auteur, je crois pouvoir le dire sans exagération, un esprit supérieur d'observation, de critique et de synthèse.

PRONOSTIC.

Le mal vénérien n'est pas susceptible de résolution spontanée. Alors qu'une foule de maladies se guérissent d'elles-mêmes, par les seules forces de la nature, lui ne guérit jamais seul sans le secours de l'art .... C'est là un fait d'expérience qu'il demande toujours à être traité pour disparaître de l'économie.

..... S'il est traité dès son origine par un médecin instruit, adepte éclairé des doctrines de Galien; s'il affecte un sujet jeune, vigoureux et ne souffrant d'aucune autre maladie; s'il a fait son apparition première dans une saison chaude, ou mieux encore au début de l'été, il y a toute chance pour que, dans de telles conditions, il puisse guérir assez rapidement .... Inversement il se montrera d'autant plus rebelle, d'autant plus résistant, qu'on s'éloignera davantage des conditions précitées.

... Si la maladie, déjà invétérée, a pris pied dans l'organisme, si son venin s'est répandu dans toutes les humeurs, si le malade est affaibli, le traitement sera bien plus difficile, et la guérison plus tardive... Il se peut même que le malade ne guérisse pas, surtout s'il est avancé en âge[1]. Dans ces tristes conditions la vie ne se soutient que grâce aux ulcères, qui, se constituant en permanence sur divers points du corps, servent d'émonctoires à l'économie pour la décharger de ses venins délétères.

.... Le mal vénérien est plus grave pour les sujets bilieux que pour les sujets pituiteux...... Il est plus grave encore pour les individus de tempérament atrabilaire et pour les vieillards........ Il est plus difficile à guérir en automne, car cette saison, ainsi que l'hiver du reste, est moins propice que toute autre, comme le dit Hippocrate, à l'expulsion des maladies.

..... Les ulcérations du palais, de la luette, de la gorge et des fosses nasales ne guérissent que difficilement.

...... La guérison est rare lorsque la maladie

---

1. Il est d'observation, en effet, que la syphilis, contractée à une période avancée de la vie, revêt souvent, par ce seul fait, une gravité particulière. « Il ne fait pas bon de prendre la vérole dans la vieillesse », a dit M. Ricord.

Que les diverses indications pronostiques formulées dans ce chapitre n'aient que peu de valeur, que même elles n'en aient aucune pour la plupart, je suis prêt à le concéder. Il n'en reste pas moins ce mérite à notre auteur d'avoir compris que le danger de la maladie n'est pas égal pour tous, et qu'il est des conditions individuelles ou autres qui aggravent ou atténuent le pronostic propre de la diathèse.

s'est portée sur quelque viscère essentiel, dont le fonctionnement intéresse tout l'organisme.

..... Si la maladie a traîné en longueur, si le malade a fait usage, pour se guérir, des onguents mercuriels associés à la céruse, l'haleine restera fétide après la cure.

..... Si le foie est affecté par la maladie, il court grand risque de devenir squirrheux [1]; car, ainsi que le dit Galien, « les organes qui contractent le plus facilement le squirrhe sont la rate et le foie ».

....

...... Le mal vénérien offre bien plutôt les allures d'une affection *chronique* que d'une affection aiguë...... Il est sujet à des *récidives* [2], qui se pro-

1. Il est très-vraisemblable que pour Béthencourt ce terme de « foie squirrheux » était synonyme de foie devenu dur, lardacé, fibreux, etc. Conséquemment, la lésion à laquelle il fait allusion ici pourrait bien être celle que nous désignons aujourd'hui sous le nom de *cirrhose* syphilitique. Cela me paraît même probable, et il n'y a pas d'exagération, je pense, à interpréter ainsi le texte de notre auteur.

2. Ces prétendues *récidives* de la maladie, comme les appelle Béthencourt et comme les appellent aussi certains médecins de nos jours, ne sont en réalité que des manifestations successives de la diathèse, accomplissant par une série d'étapes son évolution régulière.— Ces récidives sont de plus en plus graves, dit notre auteur. En cela encore son observation est des plus justes, car la syphilis, débutant par des accidents superficiels et sans gravité, se continue par des manifestations de plus en plus sérieuses, et aboutit en dernier lieu à ces redoutables lésions viscérales qui peuvent ou compromettre l'intégrité d'un organe important ou même menacer la vie.

duisent d'une façon presque fatale lorsque les malades ont fait usage de mauvais remèdes, ont suivi des traitements intempestifs, ou ne s'astreignent pas à un régime convenable.... Et ces récidives, comme le dit Hippocrate, sont toujours plus graves que les premières manifestations de la maladie.

.... Le pronostic devient sérieux si un sujet affecté du mal vénérien subit une *seconde contamination* à la suite de nouveaux rapports vénériens, et accumule ainsi maladie sur maladie. La guérison, dans ce cas spécial, sera très-difficile à obtenir, surtout si l'économie n'a pas été absolument purgée de la première infection ou a été affaiblie par de mauvais traitements.

..... Les manifestations qui se produisent à une période avancée de la maladie, telles que tumeurs, douleurs, ulcères, etc., perdent le plus habituellement toute qualité contagieuse. Nous savons par expérience que des malades affectés de ces derniers symptômes ont pu avoir rapport avec des sujets sains sans leur communiquer le moindre accident vénérien [1].

1. On est généralement disposé à admettre que la syphilis, à mesure qu'elle vieillit, perd de son pouvoir con-

.... Le mal vénérien reste quelquefois *latent* dans l'organisme pendant de longues années, pour reparaître tout à coup alors qu'on s'y attend le moins[1]. Ces retours inattendus de la maladie se traduisent très-rarement par des éruptions. Les accidents qui les caractérisent sont le plus habituellement ou des douleurs, ou des tumeurs qui dégénèrent en ulcérations.

tagieux. Cette croyance (je n'ose dire cette doctrine) ne repose encore cependant sur aucun fait bien démonstratif. Elle n'est guère acceptable que par voie d'analogie, l'observation ayant établi que la transmissibilité héréditaire s'atténue ou s'éteint à une période plus ou moins avancée de la diathèse. — Quoi qu'il en soit, il n'est pas moins curieux de retrouver cette opinion dans un vieux texte du XVIe siècle, et de la retrouver formulée dans les termes où nous la formulons aujourd'hui.

1. Ai-je besoin de faire ressortir la justesse et la valeur de cette observation? La syphilis, cela n'est que trop vrai, présente la mystérieuse faculté de rester en *possession latente* de l'organisme pendant de longues années, sans déterminer le moindre accident, puis de se révéler tout à coup par l'explosion de phénomènes inattendus. Quelle est la durée possible de cette sorte de sommeil de la maladie? Certains faits nous la montrent très-longue et pouvant atteindre jusqu'à vingt, trente, quarante ans, et même au delà. J'ai relaté récemment le cas d'un malade qui, affecté de syphilis dans sa jeunesse, présenta dans un âge très-avancé, et sans accidents intermédiaires, une carie de la mâchoire et une tumeur gommeuse de la cuisse, cinquante-deux et cinquante-cinq ans après le début de l'infection. Chez ce malade, en conséquence, la syphilis était restée complétement latente pendant plus d'un *demi-siècle !*

TRAITEMENT.

Par une anomalie singulière, alors que nous voyons la plupart des maladies guérir d'elles-mêmes, par les seules forces de la nature, le mal vénérien ne connaît pas de résolution spontanée. Il ne guérit jamais seul; il ne guérit qu'avec un traitement...... Il y a plus, c'est qu'il exige, pour guérir, un traitement différent de ceux que nous appliquons aux autres maladies. Il ne se résout jamais que sous l'influence d'une médication qui impose au corps le châtiment de son impureté, et à l'âme la punition de ses fautes. Le malade affecté du mal vénérien ne recouvre jamais la santé qu'après avoir subi, comme expiation, une sorte de *purgatoire* ou de *Carême de pénitence* d'une durée de quarante jours, comme on le verra par ce qui va suivre.

.... La guérison de ce mal doit être cherchée dans deux ordres de moyens : 1° dans le régime; — 2° dans l'emploi de certains remèdes , lesquels doivent varier nécessairement suivant la période de la maladie, l'âge, le sexe, le tempérament, la constitution du malade, la température, les climats, etc., etc.; toutes conditions auxquelles il n'est pas toujours aisé de satisfaire en pratique.

… . Il importe que le traitement du mal soit commencé le plus tôt possible, dès le début des accidents, c'est-à-dire avant que les humeurs ne soient viciées, avant que la plupart des organes ne soient affectés par le virus.

….. Il ne convient pas que la *matière* de cette maladie soit évacuée par des remèdes internes….. C'est donc bien à tort que certains médecins conseillent dans le traitement de ce mal l'usage d'évacuants, tels que les pilules fétides[1], les pilules de pierre d'azur[2], ou tous autres remèdes semblables, qui fatiguent à jamais l'estomac sans agir sur la maladie…… Les vomitifs sont encore plus nuisibles que les évacuants, car ils ne font qu'irriter sans profit l'estomac et le foie….. Cependant, si la pituite, qui constitue l'humeur prédominante du mal vénérien, est manifestement épaisse et vis-

1. Remède très-complexe, comme la plupart des préparations pharmaceutiques en usage à cette époque, et composé surtout d'ingrédients purgatifs : aloès, coloquinte, turbith, scammonée, ésule, hermodactes, euphorbe, etc.

2. Remède également purgatif, dont les ingrédients principaux étaient la poudre d'hière simple, l'agaric, la scammonée, l'ellébore noir, la pierre d'azur préparée, etc., etc…

queuse, il n'est pas sans avantage d'évacuer les premières voies à l'aide d'un remède approprié, ou bien de pratiquer une émission sanguine.

..... Deux remèdes, l'un très-anciennement connu, l'autre de découverte toute récente, constituent la thérapeutique applicable au mal vénérien. Nous allons traiter en détail de l'un et de l'autre.

ℋ

DU GAÏAC.

... Le fléau inconnu, dont vainement on cherchait une mention dans les écrits des vieux auteurs, sévissait avec fureur parmi nous et avait déjà fait un nombre prodigieux de victimes. Il déjouait tous nos efforts, il résistait à tous les agents connus de l'ancienne thérapeutique. Dans leur impuissance, les médecins appelaient à leur secours un remède nouveau... Tout à coup on apprit que ce remède existait, qu'il venait d'être découvert. D'après les récits de marchands que les intérêts de leur commerce avaient conduits sur les rives du nouveau monde, il existait par delà les mers une île[1] dont les indigènes étaient affectés du même mal que nous, ou d'un mal presque identique. Or ces insulaires, disait-on, savaient se guérir de ce mal; ils s'en guérissaient seuls, sans avoir recours aux médecins, à l'aide d'un certain bois qui croissait sur leur sol..... Ce bois, c'était le gaïac..... Il fut bientôt introduit en Europe et mis en usage suivant le rite indien[2].

.... Le gaïac est un arbre à tige élancée et cylindrique... Il produit comme fruits de petites noix assez semblables aux châtaignes de nos contrées. Son écorce est très-dure. Son bois est onctueux au toucher, amer au goût, d'une teinte gris sombre, qui rappelle la nuance du genévrier ou de l'aloès; il est compacte et très-lourd; il laisse exsuder, quand on le chauffe, une sorte de résine aromatique.

.... Sa nature est chaude et sèche... C'est un remède incisif, atténuant et résolutif. Il tonifie le sang, il relâche doucement le ventre, il déterge

1. Probablement l'île d'Haïti (Hispaniola), découverte en 1492 par Christophe Colomb.

2. D'après une autre version, le gaïac fut rapporté de Saint-Domingue, en 1508 ou en 1513, par Jean Gonsalve d'Oviédo.

et modifie les plaies de mauvais caractère, il corrige la fétidité de l'haleine.

Voici comment on le prépare :

Sur une livre de bois finement râpé on verse huit livres d'eau de source ou de rivière. On laisse le tout en macération pendant douze heures. Puis on soumet le mélange à un feu doux pendant six heures, en surveillant assidûment la cuisson, de façon à éviter une ébullition -trop violente. On évapore la liqueur jusqu'à réduction de moitié dans un vase de terre soigneusement clos, que l'on découvre seulement de temps à autre pour recueillir l'écume. On met ensuite en bouteilles la colature ainsi préparée, qui porte le nom de *première eau* ou *première décoction*. — Dans une opération ultérieure on reverse huit livres d'eau sur la même râpure de gaïac ; on procède à une seconde cuisson, on passe à l'étamine et l'on embouteille. On obtient ainsi ce qu'on appelle la *seconde eau* ou la *seconde décoction*[1].

1. Au XVIe sièle la préparation du *saint-bois* (c'est ainsi qu'on appelait le gaïac) se faisait avec une sorte de solennité, suivant un véritable rite dont personne n'eût osé se départir. On n'y procédait qu'avec une attention religieuse et suivant certaines règles que nous retrouvons scrupuleusement indiquées *dans les mêmes termes* par la plupart des auteurs du temps. — C'est Ulrich de Hutten qui nous a transmis sur ce point les détails les plus curieux, dans un très-intéressant ouvrage qui formera l'un des fascicules de notre Collection.

... La première eau est un peu trouble; la seconde est plus claire, plus fluide.... Certains médecins ajoutent à ces préparations, suivant les tempéraments, du sucre, du miel ou de la manne en grains.

Quelques précautions préalables sont nécessaires avant de commencer le traitement. Il faut d'abord que le malade réduise progressivement son régime habituel..... Il faut de plus, s'il est affecté de tumeurs ou de tubercules indurés, que ces lésions soient soumises, comme soins préparatoires, à l'action du caustique... De même, s'il existe une lésion osseuse, il importe que tout d'abord elle soit ruginée..... Enfin, on aura soin de purger le malade avec la casse.

Cela fait, le traitement sera institué de la façon suivante :

Le malade sera placé dans une chambre fermée, soigneusement défendue contre le froid ou les courants d'air, et chauffée d'une façon continue.... Il devra garder le lit.... Il séjournera dans cette chambre, sans en jamais sortir, *de trente à quarante jours*, suivant sa force de résistance et suivant l'action plus ou moins rapide que le traitement exercera sur son mal[1]... Il bannira tout souci, il s'interdira tout travail sérieux....

Chaque jour, à quatre heures du matin, il se fera suer abondamment, au lit, en s'enveloppant de couvertures. — A cinq heures, il boira un verre de la première décoction, puis il provoquera une nouvelle sudation de deux heures. — A neuf heures, il quittera le lit. — A onze heures, il déjeunera avec trois ou quatre onces de pain et un poids égal de pruneaux ou de raisins secs. Il ne prendra pour toute boisson que la seconde décoction de gaïac, qu'il boira froide. — Il dînera plus sobrement encore. — A huit heures du soir, il absorbera un verre tiède de la première décoction. — Dans l'intervalle des repas, il fera usage de la même boisson. — Une heure avant chaque prise de remède, il aura soin de se mettre au lit, et il y restera quatre heures après. Il fera tous ses efforts pour exciter à ce moment une forte sudation, et favoriser ainsi les effets du salutaire breuvage.

1. Cette réclusion, cette incarcération de trente à quarante jours, était considérée comme une mesure indispensable, comme une condition essentielle de guérison. On permettait toutefois au malheureux reclus de se distraire « par le chant, la musique, quelques conversations agréables, quelques lectures peu sérieuses, etc... » — Il faut reconnaître que nos confrères du XVIe siècle avaient des clients bien dociles pour supporter à la fois le triple supplice de la faim, des sudations forcées et de la prison. Nous trouverions aujourd'hui moins d'obéissance à de telles prescriptions s'il nous prenait envie de les renouveler.

.... Plus sévère sera le régime, plus rapide sera la guérison [1].

Si une telle abstinence ne guérit pas le mal par elle-même, du moins elle ne le nourrit pas.... Elle sera du reste facilement tolérée, car la décoction de gaïac est une boisson fortifiante, qui sert d'aliment et permet de manger peu [2].... Que si toutefois une semblable diète semblait par trop exténuer les forces, on pourrait de temps à autre relâcher le régime, et accorder au malade soit un peu de jus de poulet sans sel, soit même un tiers ou une moitié de poulet.

.... Le régime qui précède sera sévèrement ob-

1. C'était une croyance générale au XVIe siècle qu'une diète des plus sévères était indispensable au succès de la médication par le gaïac. Ulrich de Hutten, qui nous a transmis les plus curieux détails sur la pratique des médecins de cette époque, dit qu'à part quelques divergences sur la quantité de nourriture à permettre aux malades, une abstinence rigoureuse était universellement prescrite. Lui-même, ayant subi la cure du gaïac, attribuait à la diète une large part dans sa guérison. « Un fait certain, dit-il, c'est que la médication par le gaïac réussit d'autant mieux que le malade supporte et suit une diète plus sévère... » Et ailleurs : « Si le malade a le courage de résister à l'aiguillon de la faim, il est sûr d'arriver plus vite à la guérison. »

2. On ne mettait pas en doute au XVIe siècle ces vertus toniques et réconfortantes du gaïac. « Les effets de l'abstinence, dit Ulrich de Hutten, ne sont pas à craindre avec le gaïac; il ne faut pas oublier que ce remède a le privilége de tonifier, de réconforter les sujets les plus languis-

servé jusqu'à la fin du traitement... Il importe en
outre que, pendant toute la durée de cette cure et
dix jours après pour le moins (le plus longtemps
sera le mieux), les malades s'abstiennent de vin,
de sel et de tout rapport vénérien.

.. Pendant le traitement, les ulcères dont peuvent être affectés les malades seront pansés soit
avec de l'onguent camphré, soit avec de l'écume
de gaïac[1].

Tel est le véritable *Carême de pénitence* que

sants... J'étais d'une constitution sèche et nerveuse; la
diète cependant ne m'a pas exténué, ne m'a pas rendu
phthisique, comme on semblait le croire... » De même Fracastor : « Pendant tout le cours du traitement par le gaïac,
les malades s'astreignent au régime le plus austère, au
jeûne le plus rigide, ne prenant de nourriture que la quantité strictement indispensable à l'entretien des fonctions
et à la conservation de la vie. Du reste, ils supportent facilement cette diète, grâce au breuvage sacré qui les soutient à l'égal d'une céleste ambroisie et fournit à leur corps
affamé des principes occultes de résistance et de nutri-
tion. »

1. A quelques détails près, cette cure du gaïac est formulée dans les mêmes termes par tous les auteurs du
temps. — Comparez par exemple :
Ulrich de Hutten, *Sur la maladie française et sur les
propriétés du bois de gaïac*, traduct. de Potton, Lyon, 1855;
Fracastor, *La Syphilis, Le mal français*, traduct. d'A.
Fournier, Paris, 1870; — etc., etc.

doivent subir les malades, à titre d'expiation, pour revenir à la santé. Ceux qui ont passé par cette épreuve disent, à bon droit, qu'*ils ont fait leur purgatoire* sur terre. La plupart d'entre eux, certes, auraient refusé de se soumettre à une telle abstinence s'il s'était agi de purifier leur âme; mais ils l'acceptent volontiers, — et que n'accepteraient-ils? — pour purifier leur corps.

$\mathfrak{H}$

DU MERCURE.

... L'action spéciale qu'exerce le mercure[1] sur le mal vénérien paraît être de diviser les humeurs, de les disposer à la fluxion et de les évacuer ensuite. Cette action se produit surtout sur les humeurs pituiteuses, résidus excrémentitiels des organes spermatiques... C'est qu'en effet il semble exister

1. Je fais grâce ici au lecteur de longues digressions sur l'origine du mercure, sur ses qualités « chaudes et humides », sur ses applications thérapeutiques diverses, sur ses propriétés imaginaires, etc. Tout cela n'a plus d'intérêt actuel, et il serait oiseux de reproduire les hypothèses fantaisistes de notre auteur à ce propos.

une sorte d'affinité de nature, comme couleur du moins et comme essence, entre le mercure, la pituite, les organes spermatiques et les tissus nerveux [1].

... Le traitement par le mercure doit être institué de la manière suivante.

Comme préparation à la cure, il faut tout d'abord évacuer l'estomac, le foie, les premières veines et les intestins. Non pas que les superfluités de ces organes soient les germes et la cause de la maladie; mais, sans cette précaution préalable, le traitement serait plus difficile... Cette évacuation est surtout nécessaire dans le cas où la cause humorale de l'éruption, des tumeurs, des ulcères ou des douleurs, dérive des organes précités.

Cela fait, le malade sera placé dans une cham-

1. Que l'on ne s'étonne pas d'un tel raisonnement. Cette remarque, qui paraîtra singulière, pour ne pas dire burlesque, à tout médecin de nos jours, pouvait sembler un argument sérieux aux médecins du XVIe siècle. On s'efforçait à cette époque de pénétrer la nature intime et l'essence de toutes choses, des maladies comme des remèdes, des tissus comme des humeurs, des astres comme des métaux, etc... Or, les caractères sur lesquels on se basait forcément pour la solution de problèmes aussi insolubles n'étaient le plus souvent que puérils, insignifiants, chimériques. Tel est le cas ici. Que dire du raisonnement de notre auteur qui trouve une affinité naturelle entre le mercure, la pituite et le sperme, par le seul fait d'une analogie de couleur?

bre bien défendue contre le froid, dans laquelle on entretiendra un feu permanent avec des bois de bonne qualité... Autant que possible, du reste, on aura soin de choisir pour commencer cette cure un temps doux ou légèrement chaud [1]...

Chaque jour, à quatre heures du matin, le malade sera frictionné doucement, sur les bras et les cuisses, avec un onguent mercuriel, et cette friction sera faite devant le feu. — Il déjeunera à dix ou onze heures. — Il dînera à cinq heures de l'après-midi. — A neuf heures du soir, il sera frictionné de nouveau, de la même manière et avec les mêmes précautions que la première fois... — A la suite de chaque friction, il se couchera et essayera de provoquer une forte sudation en s'enveloppant de couvertures

Ce traitement sera continué de la sorte six ou

1. Jusqu'à une époque très-voisine de la nôtre, mais plus spécialement encore au XVIe siècle, on considérait comme une mesure indispensable d'hygiène de soustraire les sujets syphilitiques à toute chance de refroidissement, et cela surtout pendant la durée du traitement mercuriel. On considérait le froid comme l'ennemi-né de la syphilis; on supposait qu'il devait entraver l'action sudorifique et éliminatrice du mercure, refouler à l'intérieur des humeurs peccantes et déterminer des répercussions redoutables. Hunter lui-même professait « que le froid favorise l'irritation vénérienne et que par conséquent il est contraire à celle qui est produite par le mercure; de sorte qu'on peut, en tenant le malade chaudement, diminuer la puissance de la maladie pendant le traitement. »

huit jours .. Le premier jour, seulement, on ne
fera qu'une friction. Les jours suivants on en
fera une ou deux, suivant l'intensité du mal et les
forces du patient... Le point essentiel, en effet,
sera de proportionner le traitement soit à la violence et à l'âge de la maladie, soit aux forces, au
tempérament et à l'âge du malade. La maladie est
une, mais les malades sont différents... C'est
ainsi, par exemple, que, pour un vieillard ou pour
un malade dont l'affection est déjà ancienne, il
sera nécessaire de prolonger le traitement au delà
du terme moyen.

... Avant de quitter la chambre, le malade sera
purgé une seconde fois... Dans les derniers jours
de la cure, on diminuera progressivement la chaleur
de la chambre, et l'on relâchera peu à peu la rigueur du régime, régime dont je vais bientôt
parler.

... Si le malade est affecté de tubercules ou
de tumeurs indurées, on prescrira d'abord, pendant quatre à six jours, des fomentations avec
une décoction vineuse de racines de guimauve, de
patience, d'aunée, d'hièble, de bryone et d'élatérium ; puis des fomentations avec de la moelle ou
avec de l'onguent de guimauve composé, et finalement des onctions mercurielles... Il sera bon,

vers le sixième ou le septième jour, de purger le malade avec de la casse. On lui accordera alors deux ou trois jours de repos pour lui permettre de réparer ses forces, puis on recommencera le même traitement.

... Si l'humeur prédominante paraît être une atrabile épaisse, s'il existe des tubercules indurés ou des ulcères esthiomènes (accidents qui se produisent surtout à une période avancée de la maladie [1]), il est indispensable de prolonger la cure. Sinon, on s'exposerait presque infailliblement à voir se produire des récidives.

1. En observateur judicieux, Béthencourt avait parfaitement saisi ce fait, que certains accidents du mal vénérien se produisent à courte échéance après la contagion, et d'autres au contraire à une période plus ou moins avancée de la maladie. Il avait très-nettement compris que ce mal, loin de distribuer ses manifestations au hasard, observe au contraire dans son évolution une sorte de *méthode* chronologique. C'est ce dont témoignent formellement plusieurs passages de son livre, celui-ci entre autres, où il spécifie que « les tubercules indurés et les ulcères esthiomènes ne s'observent guère qu'à une période reculée de la diathèse. » — Ces tubercules indurés et ces esthiomènes répondent certainement à ce que nous appelons aujourd'hui les syphilides tuberculeuses, tuberculo-ulcéreuses, phagédéniques, etc. Or il n'est douteux pour personne que ces accidents ne se produisent guère, à de rares exceptions près, que dans la période tertiaire de la syphilis, plusieurs années au moins après le début de l'infection. L'observation de notre auteur est donc, à tous égards, très-exacte et très-clinique.

DES ONGUENTS.

La base des onguents qui servent aux frictions, c'est le mercure. On proportionnera la dose de ce remède, dans la composition des onguents, à l'intensité du mal et au tempérament du malade.

... On débutera toujours par l'emploi des onguents les plus faibles, pour tâter en quelque sorte la susceptibilité des malades... C'est de même aux onguents faibles qu'on s'adressera de préférence si le mal est ancien, parce que dans ce dernier cas il est indispensable d'en prolonger longtemps l'usage.

... On a coutume d'associer au mercure, dans la composition des onguents, différentes substances, telles que les suivantes : l'huile de laurier, destinée à préserver les nerfs de l'action du mercure ; la thériaque et le mithridate, comme alexipharmaques ; le suif ; la litharge d'or ou d'argent[1] ; le sel, comme incisif, irritant et antiputride, etc... Quelques médecins ajoutent encore à

---

1. Suivant que la litharge ordinaire se présentait avec une coloration blanche ou jaune, les anciens lui donnaient les noms de litharge d'argent ou de litharge d'or.

ces onguents du suc de citron ou d'orange, comme antiseptique et tempérant; d'autres, de l'axonge, des sucs d'élatérium et de bryone ; d'autres encore, des racines de patience ou d'aunée, de la fumeterre, de l'aigremoine, de l'huile de vers de terre [1], de l'aloès, du styrax, de la céruse, du beurre, de l'euphorbe, etc., etc. Ce ne sont là que des innovations sans avantages [2]... On a préconisé également l'emploi de fumigations composées d'orpiment, d'euphorbe, d'oliban, de cendres de plomb, de vermillon et de minium. A tous ces remèdes je préfère de beaucoup le mercure, qui me paraît bien mieux convenir au traitement de la maladie.

... Si les onguents mercuriels exercent une action puissante sur le mal vénérien, c'est qu'ils jouissent de la propriété de pénétrer, de diviser les humeurs morbides (spécialement la pituite),

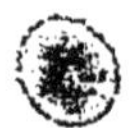

1. Les vers de terre jouissaient à cette époque d'une grande réputation, et on leur accordait toutes espèces de vertus merveilleuses. Que cela ne nous surprenne pas trop, car, même de nos jours, ce dégoûtant remède est encore en crédit dans les basses classes et dans les campagnes.

2. Les onguents mercuriels dont on se servait au XVIe siècle étaient pour la plupart d'une composition très-complexe. C'était en effet une croyance générale que, pour corriger la nature froide ou les qualités vénéneuses du mercure, il était nécessaire de lui associer divers remèdes doués de propriétés contraires.

de les expulser ensuite par les sueurs, et d'en dé-
ba rrasser ainsi les organes spermatiques...

... Lorsque les malades sont soumis à l'action
de ces onguents, il est très-essentiel qu'ils s'abstiennent de toutes choses pouvant provoquer soit
une chaleur anormale, qui amollirait les esprits et
déprimerait les forces, soit un refroidissement, qui
répercuterait les matières morbides des organes
périphériques vers les viscères intérieurs, et entra-
verait ainsi tout effet sudorifique.

... Les frictions seront faites sur des parties
éloignées des organes nobles, notamment sur les
extrémités des membres. Il importe, en effet, de
ne pas s'exposer à ce que l'action du remède re-
tentisse sur des viscères essentiels à la vie... C'est
ainsi, par exemple, qu'on s'interdira toujours de
frictionner l'abdomen ou l'épigastre, sauf le cas
où il existerait sur ces parties des tubercules indurés ou des ulcères; car des frictions faites sur
ces points pourraient soit provoquer de la
diarrhée, soit éveiller de dangereuses réactions
vers les organes abdominaux.

... Le traitement par les frictions est suivi
d'excellents résultats. Il faut savoir toutefois qu'il
ne réussit pas à coup sûr... Ainsi, les tubercules

indurés n'arrivent pas toujours à résolution sous l'influence des onguents mercuriels ; en dépit des frictions, ils s'abcèdent souvent pour dégénérer ensuite en ulcères *cacoèthes*. Cette terminaison est même la plus habituelle si le traitement n'est mis en vigueur qu'à une époque où les tubercules, déjà anciens, ont pris un certain développement... De même, lorsque les os sont atteints par la maladie, on ne peut espérer la guérison que si les portions cariées sont attaquées et enlevées par la rugine [1].

... Il y a souvent lieu d'associer aux frictions un traitement local... Les ulcères, par exemple, devront être pansés avec des topiques appropriés à leur nature. On prescrira les agents détersifs contre les ulcères sanieux, les desséchants contre les ulcères virulents, les incarnatifs contre les ulcères creux, les cicatrisants contre les ulcères plats, les cathérétiques contre les ulcères végétants, etc. .

La médication topique ne sera pas moins utile dans les cas où des ulcérations se seront produites sur le pharynx, la luette et le palais On recom-

---

1. Il est inutile, je pense, de faire remarquer que le traitement mercuriel proposé par notre auteur est purement *externe*, et consiste simplement en des frictions faites sur divers points du corps. Il n'est question nulle part, dans ce traité, du mercure administré à l'intérieur.

mandera avec succès pour la guérison de ces accidents, soit un collutoire au vin de grenades, soit
des gargarismes avec une décoction de roses rou-
ges ou blanches, de camomille, de chèvrefeuille,
de plantain, de sauge, d'aigremoine, décoction à
laquelle on ajoutera une certaine quantité de miel
rosat et d'alun.

DU RÉGIME.

... Un mauvais régime serait plus préjudiciable
aux malades affectés du mal vénérien qu'un bon
traitement ne leur serait utile... Il faut donc ap-
porter la plus grande attention à régler sévèrement et minutieusement le régime applicable à
cette maladie.

... Ce régime ne saurait être le même pour tous
les malades. Il doit nécessairement varier suivant
l'âge, les forces, le tempérament et la constitution
du patient, comme aussi d'après les périodes et les
formes de la maladie... De même qu'un cordon-
nier ne peut accommoder une seule forme à tous
les pieds de ses clients, de même le médecin ne

saurait prescrire un même régime à tous ses malades.

... Bien que la maladie soit de nature chaude
et humide, il ne convient pas moins d'user avec
grand ménagement, surtout pendant la durée des
frictions, des aliments styptiques et desséchants,
qui pourraient entraver l'action des remèdes... On
évitera de même les aliments froids, qui nuiraient
à la coction et à la digestion, les aliments chauds,
qui favoriseraient la combustion des humeurs, et
les substances par trop humectantes, qui ne feraient que contribuer à la putrescence... On proscrira aussi toute espèce d'aliments âcres, lourds,
pâteux, faciles à se corrompre et difficiles à digé-
rer... Ce qui convient le mieux, c'est un régime
doux et humectant, approprié à la nature du malade et de la maladie ; c'est, de plus, un régime
frugal, composé d'aliments simples et propres à
engendrer de saines humeurs... Un régime trop
riche serait préjudiciable, en dépit de ses qualités
toniques, car il nuirait à la coction [1]... Il faut se

1. Quel ne devait pas être l'embarras des malades et des
médecins pour se garer de tant de périls, pour éviter à la fois
et les aliments chauds et les aliments froids, les substances
humectantes ou desséchantes, les mets de nature âcre,
acide, styptique, etc., pour régler à juste dose la quantité
de nourriture permise, pour satisfaire, en un mot, aux
mille exigences d'un régime ultra-minutieux ! Prodigieuse,
en vérité, devait être la besogne thérapeutique et culinaire
de nos malheureux confrères du XVIᵉ siècle.

garder toutefois de rien exagérer, et le devoir du médecin sera toujours de satisfaire dans une juste mesure soit à l'appétit, soit aux habitudes de ses malades.

... Si, pendant leur traitement, les malades sont tourmentés d'une soif vive, on leur donnera comme boisson soit une décoction d'orge, soit de l'hydromel, suivant que leur humeur prédominante sera la bile ou la pituite.

... Après la cure, les malades resteront soumis au même régime, car des écarts d'alimentation pourraient déterminer des récidives.. Il est à noter, en effet, que les sujets qui ont été affectés du mal vénérien sont plus enclins que d'autres à contracter de nouvelles maladies [1]. Il semble qu'il

---

1. Remarque des plus judicieuses, à laquelle j'attache, pour ma part, le plus grand prix. J'insiste longuement dans mes cours sur ce point essentiel, à mon avis, que la vérole n'est pas seulement grave par elle-même, mais par les conséquences *indirectes* auxquelles elle expose. « Ce qui, à mon sens, rend cette maladie doublement dangereuse, c'est, qu'indépendamment de ses manifestations propres et de son pronostic spécial, elle détermine souvent dans l'organisme une dépression notable, et engendre un état général qui diminue la résistance de l'individu aux causes morbifiques, qui ouvre la porte aux aptitudes pathologiques, et peut de la sorte exciter ou favoriser le développement d'affections diverses... L'élément mystérieux qu'on appelle la *malignité* des maladies a certainement ses causes, en grande partie du moins, dans certaines dispositions acquises de l'organisme, dans sa vitalité préalablement affaiblie, dans sa résistance moindre aux agents morbifiques. Nul doute que la syphilis ne soit en quelques

reste en eux, comme reliquat, comme souvenir de leur mal, une sorte de disposition morbifique, laquelle fait, pour ainsi dire, partie de leur tempérament et s'incorpore à leur être. Il en est de leur corps, si je puis me permettre cette comparaison, comme d'un tonneau qui, ayant contenu pour une fois du vin aigri, infecte ensuite le bon

occasions une cause de malignité en raison de l'action dépressive qu'elle exerce sur l'économie. Nul doute que si, chez les syphilitiques, certaines maladies simples deviennent graves parfois, cette gravité, cette malignité, ne dérive, au moins en certains cas, de l'atteinte déjà portée à l'économie par le poison syphilitique... Il n'est pas douteux, d'autre part, que la débilitation syphilitique ne puisse favoriser ou exciter le développement de certaines diathèses. Le fait est patent pour la scrofule... La preuve n'est pas plus à établir pour la tuberculose... La même influence s'exerce encore sur les névroses, que la syphilis excite parfois à un degré surprenant, sur le rhumatisme, sur la dartre, etc... Je me souviens à ce propos que mon ancien maître, M. Ricord, nous répétait souvent ceci : « La vérole est un *branle-bas* dans l'économie, un branle-bas susceptible d'exciter tous les vices organiques, d'éveiller toutes les diathèses en puissance, et qui, par suite, devient souvent le point de départ de phénomènes ou d'accidents divers, lesquels, comme nature, sont absolument étrangers à l'infection première... » Quand on formule le pronostic de la syphilis, on ne tient compte en général que de ses accidents propres. C'est une faute; car, à côté de ces accidents, il est d'autres dangers *indirects* auxquels expose la maladie. C'est une faute, car ces accidents indirects sont parfois bien plus graves que tous ceux qui résultent directement et spécifiquement de la diathèse... La conclusion de tout ceci, c'est que la diathèse n'est pas seulement grave comme maladie, mais bien aussi comme *cause morbifique*. Et la conséquence pratique qui dérive de là, c'est qu'il faut traiter la vérole non pas seulement pour elle-même, mais en prévision des *dangers indirects* auxquels elle expose. » (A. Fournier, *Leçons cliniques de Lourcine*.)

vin qu'on y verse... Or, ce qui contribue le plus à réveiller chez de tels malades cette aptitude morbide, c'est à coup sûr un régime mal dirigé.

... C'est seulement lorsque la guérison sera complète qu'on pourra se départir du régime sus-indiqué.

Pour descendre aux détails, je spécifierai actuellement quels sont les aliments auxquels il faut donner la préférence, et quels sont ceux, au contraire, dont il y a lieu de s'abstenir.

... Ceux dont le malade pourra faire usage en toute sûreté sont les suivants : le pain de bonne qualité ; — les œufs à la coque ; — la viande de veau ; — l'orge surtout, qui, d'après Hippocrate et Galien, constitue à la fois un aliment et un remède, un aliment digestif et de facile coction, un remède détersif, humectant et tonique ; — l'épeautre, les raisins secs, les prunes, etc...

... Ceux, au contraire, dont il faudra surtout s'abstenir sont : la viande de bœuf ; la viande de porc, qui, d'après Galien, produit des obstructions dans le foie ; les volailles ; les cervelles ; les poissons de marais et les poissons qui vivent dans la vase ; les œufs durs ; les légumes, qui, sans être nutritifs, chargent l'estomac et engendrent des humeurs mauvaises ; les fruits, qui sont sujets à se putréfier dans l'intestin ; le lait, qui peut incommoder les reins et le foie, etc., etc.

... Aux repas, les malades feront usage de vin blanc, coupé d'eau proportionnellement à leurs forces et à leur nature... Le vin blanc, en effet, est préférable à tous les autres vins, car il soutient l'estomac sans congestionner le cerveau.

... Tout excès de vin serait pernicieux, il faut s'en garder... On proscrira du régime l'usage du vin rouge, des vins doux, propres seulement à épaissir le sang et à irriter le foie ; des vins capiteux ; des vins fabriqués, qui surexcitent les nerfs ; des vins nouveaux, qui sont d'une coction difficile, etc [1]. .

1. Ces prescriptions singulières sur la direction du régime, sur le choix des aliments et des boissons, ne laissent pas de surprendre aujourd'hui et de provoquer le sourire. Elles étaient chose naturelle à l'époque où vivait Béthencourt, et nous en trouvons de semblables, de beaucoup plus détaillées même, dans la plupart des auteurs du temps. C'est qu'en effet toutes les substances alimentaires, à cette époque, étaient supposées jouir de vertus spéciales, propres à modifier la crase des humeurs. Les unes étaient fluidifiantes, les autres incrassantes ; celles-ci étaient chaudes, froides ou tempérées ; celles-là humectantes ou desséchantes ; certaines agissaient sur la pituite et d'autres sur le sang, la bile ou l'atrabile, etc., etc. Aucune n'était indifférente. Aussi le médecin se croyait-il dans l'obligation, une maladie étant donnée, de rechercher quelle en était l'humeur prédominante et de formuler sur cette base un genre d'alimentation appropriée. Il excluait de cette alimentation ou il y faisait entrer toutes les substances hypothétiquement considérées comme favorables ou nuisibles à telle ou telle humeur. Il dressait ainsi pour son malade une sorte de *menu*, et descendait, le plus

.. Les malades feront une promenade après chaque repas, car la promenade au sortir de table est, d'après Aristote, une excellente mesure d'hygiène.

... Ils attendront, pour se livrer au repos, que les aliments soient descendus jusqu'au fond de l'estomac... On leur permettra de six à sept heures de sommeil, suivant leur âge et leur tempérament.

... L'activité, le travail, l'exercice, leur seront très-profitables; car, ainsi que le dit Hippocrate, le travail et l'exercice fortifient le corps, tandis que le repos et l'oisiveté dépriment les forces, amollissent l'organisme et engendrent les maladies.

Il sera bon, après la cure, de purger légèrement les malades avec un laxatif doux, tel que l'aloès. Je conseille encore de prescrire à cette

consciencieusement du monde, aux plus minutieux détails de cuisine. — C'est ce qu'a fait ici notre auteur. Plusieurs pages de son livre sont consacrées à passer en revue tout l'arsenal culinaire et à discuter sérieusement les effets avantageux ou nuisibles que doivent exercer sur le mal vénérien les comestibles de tout genre. J'ai fort abrégé ce chapitre, comme bien l'on pense, et le lecteur m'en saura gré.

époque l'emploi quotidien des pilules suivantes :

Pr. Rhubarbe. . . . . ⎞
    Écorces de myrobolans citrins. . ⎪
    Écorces de myrobolans chébules. ⎬ ana un scupule.
    Trochisques récents d'agaric. . . ⎠
    Safran,
    Cubèbe,   ana . . . . 4 grains.
    Mastic,
    Spica nard,   ana . . . . 2 grains.
    Roses,
    Aloès lavé avec suc d'endive,   poids total des substan-
                                     ces précédentes.
    Oxymel . . . . Q. s.
Pour faire trois pilules.

Ces pilules doivent être prises à la dose de deux ou trois par jour, au moment des repas... Elles ont pour effet d'exciter la coction, de corriger l'âcreté des humeurs et de décharger le corps de ses principes excrémentitiels... Les malades devront en faire usage un certain temps, en évitant toutefois de s'y accoutumer, et revenir à leur emploi de temps à autre.

Tel est le traitement qu'il convient d'opposer au mal vénérien, conformément aux salutaires doctrines du prince de l'art médical, l'immortel et incomparable Galien.

⌘

DIALOGUE

où

LE MERCURE ET LE GAÏAC

EXPOSENT

LEURS VERTUS ET LEURS PRÉTENTIONS RIVALES

A LA GUÉRISON DU MAL VÉNÉRIEN.

———

. . . .

Le Mercure. — .... C'est un Dieu qui m'a donné son nom, le Dieu du commerce et de l'éloquence, le messager de l'Olympe... C'est une planète qui m'a doté de sa puissance... Impossible à moi de ne pas me glorifier d'une telle origine... Je porte en moi, pour guérir les hommes, des vertus héréditaires et divines.

Le Gaïac. — Tu ne rougis pas d'un pareil langage ! Se glorifier de son origine, c'est exalter le

8.

mérite d'autrui. Si tu descends des Dieux, si tu as reçu d'eux des vertus précieuses, ce n'est pas à toi que la gloire en revient, c'est à eux... Ce qui fait la noblesse, ce n'est pas la naissance, mais bien le mérite personnel.

Le Mercure. — Ignores-tu donc en quelle estime je suis auprès des physiciens, des alchimistes et de tous les curieux de la nature, qui travaillent incessamment à transformer ma substance en un métal plus précieux encore ?

Le Gaïac. — Je sais cela ; mais je sais aussi les résultats de ces chimériques efforts.

Le Mercure. — ... Aujourd'hui je fais société avec les rois, les princes, les généraux, les prélats, les évêques et tous les grands personnages de ce monde[1]. Je guéris tous leurs maux, même les plus incurables.

Le Gaïac. — Tous leurs maux? En es-tu bien sûr?

Le Mercure. – La plupart du moins; la lèpre, par exemple, la psore, le lichen, la phthiriase. Et

1. Tous personnages singulièrement compromis, ce me semble, par leur suspecte intimité avec le mercure. — Document intéressant à recueillir pour l'histoire du temps.

je les guéris grâce à la conformité de ma nature avec leurs humeurs. Est-il rien, en effet, qui ait plus d'affinité avec moi que la semence ou la pituite de l'homme?... Ces deux humeurs, tu le sais, ne peuvent être éliminées que par le mouvement. Or, est-il rien de plus mobile que moi?... Aussi bien puis-je à bon droit m'arroger le privilége de guérir le mal vénérien, qui procède immédiatement du sperme et secondairement de la pituite.

Le Gaïac. — Je serais fort aise que tes prétentions fussent légitimes. Cela soit dit sans jalousie, car moi aussi je me flatte de guérir le même mal, non pas seulement par mes vertus propres, mais avec l'aide de la nature... Il est vrai que je le guéris par une méthode très-différente de la tienne. Je le guéris par un *Carême de pénitence* qui convient merveilleusement à la cure d'un tel mal... Ce mal, en effet, dérivant de l'ardeur de la semence et du déréglement des passions, il est fort à propos, ce me semble, de le combattre par un traitement qui impose au corps et à l'âme le juste châtiment de leurs péchés.

Le Mercure. — Tu vantes bien haut tes mérites. Puisque tu le prends sur ce ton avec moi, je te propose un tournoi où chacun de nous, tour à tour, plaidera sa cause et dira ce qu'il prétend valoir.

Le Gaïac. — Soit! J'accepte ton défi. — Commence.

Le Mercure. — ... Mes vertus, d'origine céleste, ne sont pas de celles qui tombent sous les sens; elles sont immatérielles, latentes, de l'ordre de celles qui constituent les arcanes... Ce sont elles qui me permettent de pénétrer les humeurs, de les diviser, de les résoudre, et, finalement, de les évacuer par les sueurs, dont j'excelle à stimuler la sécrétion salutaire... Moi aussi, je guéris les malades en leur imposant un *purgatoire* d'expiation... On m'accuse de dangers imaginaires; on dit que je tue mes malades en les guérissant. Vains propos!... Sans doute j'ai besoin pour ma cure de médecins prudents et de malades dociles. Mais suis-je coupable des bévues et des méfaits de tous ces charlatans, ces imposteurs, ces faux médecins, qui abusent de moi? Suis-je responsable également de tant de traitements mal dirigés et mal suivis? Est-ce ma faute si les indigents ne peuvent faire les frais de ma cure? Est-ce ma faute si les riches, gens indociles et indisciplinés par excellence, refusent de se soumettre à la rigueur de mes prescriptions et à l'austérité de mon régime?

Le Gaïac. — Avoue donc plutôt que tous les

médecins s'accordent à te considérer comme une drogue vénéneuse, corrosive et malfaisante... Quant à moi, je vais te dire qui je suis et ce que je vaux...

A l'époque où il n'existait encore aucun remède qui pût être efficacement opposé aux terribles ravages du mal vénérien, je suis descendu du ciel pour le salut de l'humanité... Ne m'accuse pas de présomption ; je ne dis de moi que ce qu'en dit tout le monde. D'ailleurs, j'ai fait mes preuves, et je suis en honneur chez toutes les nations pour mes vertus divines ... Ces vertus ne dérivent ni d'un métal ni d'un poison ; elles sont conformes et appropriées à la nature de l'homme. Je puise dans ma substance les éléments d'une action puissante sur le mal vénérien. Je divise les humeurs épaisses ; je déterge les humeurs visqueuses ; j'ouvre les pores ; j'évacue les humeurs malignes par leurs émonctoires naturels, et cela sans violence et sans danger ; je préserve de toute souillure les parties saines de l'organisme ; j'assure l'intégrité des viscères essentiels à la vie ; je modifie les plaies de mauvais caractère, je les dessèche et je les cicatrise... J'impose seulement à mes malades, pour seconder mes efforts, l'obligation d'une diète sévère ; car dans le mal vénérien l'économie est gorgée d'humeurs malsaines, et, comme le dit Hippocrate, « plus vous fournissez d'aliments à un corps impur, plus vous en nourrissez l'impureté [1] »... Autant, il est vrai, ce régime austère atténue la maladie, autant il est préjudiciable aux forces. Aussi convient-il, avant d'y soumettre un malade, de consulter son tempérament au préalable pour juger s'il pourra supporter cette abstinence.

.... Sans contredit, mon Carême de pénitence est la cure la mieux appropriée au mal vénérien. Car ce mal résulte le plus souvent d'excès ou de plénitude, et toute maladie demande à être traitée suivant l'adage : *Contraria contrariis curantur...* Affamez la passion, vous éteindrez ses feux. Vénus à la diète n'est plus Vénus, tandis que ventre gorgé ne connaît pas de frein à sa luxure... Aussi le mal vénérien doit-il être traité par une diète sévère, avec le moins de remèdes possible et avec les remèdes les plus doux... La médecine, d'ailleurs, qui guérit par le régime est toujours bien préférable à celle qui guérit par les remèdes. Or je ne suis pas un remède ; je suis, pour mes malades, un aliment et une boisson. Et c'est là ce qui me

---

1. Tel est le secret, tel a été le point de départ de toutes les méthodes diététiques que l'on a imaginées au XVIe siècle et plus tard pour combattre le mal français. Affamer un corps impur pour en diminuer l'impureté, voilà ce que se proposaient comme idéal toutes ces méthodes, celle notamment qu'on appelait la cure de Gaïac. De là ces jeûnes rigides, cette abstinence austère, ces Carêmes de pénitence, etc., auxquels furent condamnés les malheureux syphilitiques des siècles passés.

permet de guérir une maladie d'une guérison aussi difficile.

Le Mercure. — Vraiment je suis stupéfait de t'entendre proposer ce que tu appelles ton Carême pour le traitement d'une maladie chronique. Hippocrate n'a-t-il pas dit en effet : « Un régime pauvre est toujours dangereux dans les maladies de longue durée. »?... Puis, à la façon des charlatans, tu prescris la même panacée à tous tes malades, sans prendre le moindre souci de leur âge, de leur constitution, de leurs habitudes. A tes yeux, ce qui est bon pour l'un est également bon pour l'autre. Or, à supposer même ton remède excellent pour les sujets replets, pléthoriques et chargés d'humeurs superflues, il doit être détestable pour les vieillards comme pour les malades délicats et débiles. Mais peu t'importe cela !... Va, tu pourras bien faire quelques dupes, mais tes mensonges seront bientôt dévoilés, et l'on saura ce que tu vaux... D'ailleurs, ton Carême imaginaire ne peut invoquer en sa faveur l'autorité d'aucun médecin de l'antiquité, et finalement je ne lui prédis qu'un bien maigre succès.

Le Gaïac. — J'ai réponse à tout cela... Tout d'abord, mon Carême a guéri des malades que tu avais exténués par le venin de tes frictions dix fois répétées... Ton Purgatoire, au contraire, n'a jamais guéri personne et n'est propre qu'à engendrer nombre de maladies plus détestables encore que le mal dont tu te prétends le souverain remède... Tu ne guéris pas, tu sembles guérir ; ta cure est artificielle et menteuse, tes succès ne sont qu'apparents... — Mon Carême, dis-tu, n'a pas été connu des médecins de l'antiquité. Quoi d'étonnant à cela puisque le mal vénérien n'existait pas dans les temps passés? A maladie nouvelle traitement nouveau. Cela doit être... — Tu prétends encore que j'ordonne la même cure à tous mes malades et dans tous les cas. En cela tu t'abuses étrangement, car je suis le premier à reconnaître que mon Carême doit être modifié suivant l'âge, les forces, le tempérament des malades, comme aussi d'après la période ou l'ancienneté de la maladie... — Enfin, parlons, s'il te plaît, des accidents qui succèdent à certain traitement de ta connaissance. Lequel de nous deux détermine des ulcérations du palais, de la luette, de la gorge et des fosses nasales? Lequel de nous noircit, ébranle et carie les dents? Lequel de nous empoisonne l'haleine? Ne sont-ce pas là les méfaits de tes onguents vénéneux ? Aussi bien devrais-tu, je te le répète, être proscrit de la médecine comme la plus pernicieuse de toutes les drogues.

Le Mercure. — Tes sarcasmes commencent à m'échauffer la bile... Les ulcérations qui se déve-

loppent parfois dans la bouche des malades soumis à mes frictions ne sont pas imputables à mes
onguents. Elles sont le fait de la maladie, dont les
humeurs malignes se trouvent déplacées par le
traitement[1]. Qui ne sait, en effet, que ces ulcérations s'observent fréquemment, comme symptômes
du mal vénérien, chez des malades qui n'ont pas
subi la moindre friction? Qui ne sait aussi que
depuis longtemps je guéris la teigne et la phthiriase
sans provoquer dans la bouche d'ulcérations semblables?[2]... De même cette fétidité de l'haleine
que tu m'accuses de produire, ce n'est pas moi
qui en suis cause; elle provient uniquement de la
céruse, de la litharge et d'autres antidotes qu'on

1. On a longtemps discuté au XVIe siècle sur la nature
des ulcérations qui se produisent dans la bouche des sujets syphilitiques soumis à un traitement mercuriel. Les
uns rapportaient exclusivement ces lésions au mercure ;
les autres les considéraient comme un résultat de la maladie « dont les humeurs déplacées se portaient à la bouche ». A l'appui de l'une et de l'autre de ces doctrines on
invoquait des arguments très-valables, car chacune conte-
nait une part de vérité, la syphilis et le mercure étant
également susceptibles de déterminer des accidents buc-
caux. Ce n'est qu'à une époque de beaucoup postérieure
que l'on commença à instituer un diagnostic différentiel
entre les ulcérations syphilitiques et les lésions mercurielles de la bouche : diagnostic sans doute facile le plus
souvent, mais qui ne laisse pas, en certains cas spéciaux,
d'offrir quelque embarras.

2. Erreur grave. Les accidents mercuriels ne s'observent pas seulement chez les malades syphilitiques ; ils se
produisent indifféremment chez tous les sujets, quels qu'ils
soient, syphilitiques ou non, car ils sont dus et seulement
imputables à l'influence propre du remède.

a le tort d'ajouter à mes onguents [1] .. — Tu exaltes les bienfaits du régime. Mais le régime à lui seul n'a jamais guéri personne... Et d'ailleurs, moi aussi j'ai recours au régime, mais à un régime moins austère que le tien et plus facilement tolérable. Secondés par lui, mes onguents rendent la santé aux malades... Aussi mon Purgatoire est-il la médication la plus active et la plus puissante qu'on puisse opposer au mal vénérien, d'autant que cette médication est basée sur les préceptes d'Hippocrate et de Galien... Mais, au reste, nous ne saurions être juges dans notre propre cause. Veux-tu soumettre notre différend à un arbitre qui examinera nos prétentions rivales et prononcera entre nous?

Le Gaïac.— Bien volontiers, pourvu que cet arbitre soit impartial, qu'il ne soit aveuglément attaché à aucun parti, à aucune école, et que son arrêt s'inspire seulement de la raison, de l'expérience et des saines lumières de la doctrine galénique.

Le Mercure. — D'accord. — Écoutons notre juge.

1. Le mercure a complétement tort ici. C'est bien à lui que restent imputables et cette odeur aigrelette de l'haleine qui se produit souvent, dans le cours d'un traitement mercuriel, même chez les malades dont la bouche est le plus surveillée, et cette horrible puanteur qui est l'un des signes les plus constants de la stomatite hydrargyrique.

ÉPILOGUE.

Nous venons d'entendre les arguments des deux parties... Est-ce au gaïac, est-ce au mercure, que nous attribuerons la préséance dans le traitement du mal vénérien? Notre conscience de juge éprouve une hésitation réelle au moment de prononcer notre arrêt.

Certes il n'est pas douteux que le gaïac n'ait avec la nature humaine plus d'affinité que le mercure. Mais son traitement est véritablement barbare en raison de l'excessive rigueur du régime imposé aux malades... Nous croyons constater de plus que son action est faible et lente, comparativement à celle du mercure... Inconnu des anciens, le gaïac n'a été étudié dans ses effets que par un petit nombre de médecins modernes, et l'expérience que nous pourrions en acquérir ne laisserait pas d'être périlleuse... Il est assez vraisemblable, d'ailleurs, que le long *Carême* dont il a besoin pour guérir doit être préjudiciable aux vieillards comme aux sujets faibles et délicats...

D'autre part, le mercure est très-certainement l'ennemi de notre corps. Mais, en revanche, son action curative est énergique et rapide. Son régime, de plus, est moins sévère et moins dangereux que celui du gaïac. Pour cette double raison il paraît offrir aux malades des garanties plus sérieuses que son rival... C'est, en outre un remède connu, sur lequel nous pouvons consulter les écrits de tous les anciens maîtres... Donc :

Considérant que les maladies extrêmes réclament des traitements extrêmes;

Considérant que le mal vénérien ne saurait être guéri par le régime seul et sans le secours de la thérapeutique;

Considérant aussi que le pouvoir mystérieux du mercure n'est pas sans présenter quelque affinité réelle avec les causes mystérieuses dudit mal;

Pour ces raisons et autres précitées, nous estimons en dernière analyse que la préséance doit être attribuée au mercure dans le traitement du mal vénérien.

.. Nous ne contestons pas, toutefois, les vertus attribuées au gaïac. Nous admettons volontiers que ce remède a pu guérir certains malades de constitution robuste, de tempérament humide et pituiteux. Mais nous croyons aussi qu'il serait éminemment préjudiciable aux sujets avancés en âge, débiles, bilieux, incapables, pour une raison ou pour une autre, de supporter la diète[1]... Le mercure, au contraire, paraît convenir également à tous les malades... Qu'on l'accuse d'insuccès nombreux, cela n'a rien qui doive nous surprendre, car nous le voyons journellement prescrit sans règle ni raison par des charlatans, des empiriques, des imposteurs de tout genre, voire même par des courtisanes...

... Tout bien considéré, nous terminerons en disant qu'il y a plus de crédit à accorder au mercure qu'au gaïac pour le traitement du mal vénérien, mais au mercure administré suivant les doctrines d'Hippocrate et de Galien, les pontifes de notre art.

... Le mercure, en somme, est le meilleur de tous les remèdes à opposer au mal vénérien. Je ne parle, bien entendu, que des remèdes usités jus-

---

1. Le gaïac est tombé de nos jours dans un discrédit absolu et bien mérité. Personne ne le prescrit plus. Il s'est trouvé cependant à notre époque un savant médecin qui, après avoir lu et traduit le fameux livre d'Ulrich de Hutten, a voulu soumettre ce remède, autrefois si vanté, à une nouvelle et définitive épreuve. Le docteur Potton (de Lyon) a pendant un certain temps traité par le gaïac ses malades syphilitiques de l'Antiquaille. Or les résultats de cette médication ont été, comme il le dit lui-même, des plus défavorables. Notons et signalons le fait, pour qu'aucun d'entre nous ne soit tenté de renouveler la même expérience.

qu'alors. Car peut-être l'avenir nous réserve-t-il une découverte que nous ne saurions prévoir ; peut-être viendra le jour où quelque génie sublime, heureusement inspiré pour le bonheur de l'humanité souffrante, révélera un remède plus actif à lui seul que tous les autres, et cela par la grâce du Dieu tout-puissant, qui seul guérit nos misères, et qui, dans son infinie miséricorde, nous dispense la santé de l'âme et du corps. — — *Amen.*

Imprimé à Paris

sur le manuscrit de l'auteur

Octobre 1525

TABLE

Imprimé à Paris

PAR D. JOUAUST

RUE S.-HONORÉ, 338

M DCCC LXXI